TRANS-FORMA-ACCIÓN

TRANS-FORMA-ACCIÓN

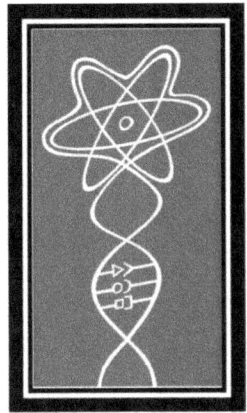

Circuitos de Memoria para el Cambio
TU MANUAL DE RECONEXIÓN CUÁNTICA

Dr. Joel Rugerio Cano

Nota a los lectores: esta publicación contiene opiniones e ideas de su autor. Su intención es ofrecer material útil e informativo sobre el tema tratado. Las estrategias tratadas en este libro pueden no ser apropiadas para todos los individuos y no se garantiza que produzca ningún resultado en particular. El lector deberá consultar a un profesional capacitado antes de adoptar las sugerencias de este libro o sacar conclusiones de él.

La publicación de esta obra puede estar sujeta a futuras correcciones y ampliaciones por parte de la autora.

TRANS-FORMA-ACCION

© Joel Rugerio Cano2018

Para ti que estás a punto de comenzar este viaje:

Más allá del tiempo y la distancia estás,
Porque no llegaste a mí por "casualidad"
Sin límites físicos estas tú,
Porque tu energía está conectada con la mía,
Por hilos invisibles unidos
Más allá del tiempo y la distancia.
Tú y yo nos conocemos
Tú y yo estamos unidos
Más allá del tiempo y la distancia.
Así como el amor no tiene límites, ni barreras,
Tú y yo estamos unidos
Más allá del tiempo y la distancia.
Este mensaje es para ti
Porque ahora está en ti el poder de la decisión,
Para avanzar y lograrlo todo.
Más allá del tiempo y la distancia.

Dr. Joel Rugerio Cano

Motivo por el que escribo mi libro:

> ## *"Cambiar es fácil si sabes cómo hacerlo"*
>
> *Dr. Joel Rugerio Cano*

Este libro es la suma de mis conceptos e investigaciones en respuesta a inquietudes de amigos y pacientes que me han solicitado escribir sobre mi filosofía de vida y les agradezco ser la fuente de mi inspiración.

Espero que sea material de apoyo e inspiración en tus procesos de cambio. Dándote las herramientas que te ofrezcan los pasos correctos que aún no has hecho, para facilitarte el cómo conseguir tus propósitos.

Cada capítulo y cada tema están diseñados para qué sus líneas hagan *"Click"* dentro de cada lector y sean un genuino paso al autodescubrimiento o una comprobación de que estás en el camino de tus deseos.

El tema central es de transformación. Como muchas veces sucede que empiezas algo y no lo acabas, ya sea por descuido o por hábito.

Descubrirás el valor de tus hábitos y el mensaje oculto del comportamiento, es decir:

¿Por qué hacemos lo que hacemos?, ¿de qué manera podemos cambiar?

Dr. Joel Rugerio Cano

ÍNDICE DE CIRCUITOS DE MEMORIA

Capítulo 1. LA MENTE

(El origen cuántico del llamado de nuestra memoria)

Capítulo 2. LA INFORMACIÓN

(Factores que bloquean el llamado de nuestra memoria cuántica)

Capítulo 3. LAS EMOCIONES

¿Cómo sanar las interferencias que impiden la conexión cuántica?

Capítulo 4. EL IMPACTO EMOCIONAL

¿Cómo tener una liberación cuántica de tus memorias e Implantes?

Capítulo 5. CONEXIÓN MENTE-CUERPO

¿Cómo son los procesos cuánticos de comunicación mental?

Capítulo 6. COMUNICACIÓN CEREBRO-MENTE

¿Te gustaría conocer las herramientas de conexión cuántica para inter-actuar en tu mundo?

Capítulo 7. CONDUCTA Y COMPORTAMIENTO

El diseño humano y las bases de la transformación neuro-cuántica

Capítulo 8. MATRIZ DE LAS MEMORIAS

EL DESEO es la matriz cuántica de la mente

AGRADECIMIENTOS

Al Gran Arquitecto del universo (Dios) por su amoroso diseño de darme la vida.

GRATITUD es La Llave maestra de mi vida, que significa agradecer desde lo más profundo de mi alma.

A mi familia: Mis padres **Emma y Víctor** que aún sin estar físicamente, sus enseñanzas son mi luz y mi guía en mi camino; porque son herramientas del corazón de la Divinidad para fortalecer mi espíritu animándome en mis momentos de debilidad a templar mi carácter, apoyándome en cada momento de mi vida y a mis ilusiones.

Inma mi esposa: por su cariño, complicidad y entusiasmo. Es apoyo y una gran fortaleza para mi vida; mi gratitud por ser el fiel sol que ilumina mis días gracias por tu amor comprensión e inspiración.

Joel jr.: guerrero incansable porque siempre cuento con tu apoyo y comprensión, báculo de mi vejez, talentoso, siempre comprensivo en todos los procesos y cambios que he tenido en mi vida, te amo Hijito.

Anna y Cristian: hijos del amor que siempre están dando apoyo talento e inspiración a cada uno de mis días en esta bella Cataluña en donde florece mi talento e inspiración.

Carla mi Niña: nieta de mi corazón que llena mis días de alegría y con la que, mientras jugamos aprendemos.

A mi **Yaya Margarita** por el constante aliento, su entusiasmo y energía porque siempre apuesta por mí en cada trabajo que hago. Es la primera en dar buena publicidad de mis actividades.

Y a mis cuñadas **Dolors y Gemma** que junto con sus familias son un gran soporte para mi vida en esta bella Catalunya.

En **México** también agradezco a todos mis hermanos, sobrinos y amigos que siempre están por mí, dándome cobijo y que me hacen sentir bendecido por su gran cariño y admiración, reforzando mis valores en la vida.

A mis mentores: guías y constructores de mi vida forjadores de mis talentos, carácter y rectitud, **Dr. Gustavo Zayas** mentor y guía de mi carrera profesional que en mi juventud dejó bases sólidas.

Jim Rohn: por su visión en mi desarrollo personal.

Mark Hughes y **Dr. Eduardo Salazar:** por mostrarme las herramientas de la mentalidad en los negocios.

José Silva: con su método conocí las diversas clases de frecuencias cerebrales y su efecto en la vida.

Robert Dilts: con quien he aprendido procesos de Coach generativo.

Joe Dispenza: del que he tomado las bases de Neurología del cambio (Neuro modelaje).

Dr. Felipe Hernández: por darme las bases de Nutrición Celular activa. A ellos y a otros muchos seres que me han dado los cimientos para crear esta suma de experiencias.

Finalmente, a mi amigo y mentor de estos escritos:

LAIN GARCÍA CALVO porque él ha confiado en mí y sabe de mi pasión por enseñar al mundo a través de la **"Curación Cuántica"** siempre en mi mente y en mi corazón llevo inscrito su legado:

"YO SOY LIDER, NO SEGUIDOR; ESCUCHO LA VOZ DE MI ALMA"

LAÍN. MILES DE GRACIAS POR ESTAR CERCA DE MÍ SEMBRANDO SEMILLAS DE BENDICIÓN PARA EL BENEFICIO DE LA HUMANIDAD.

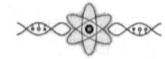

TESTIMONIOS

El Dr. Joel Rugerio Cano, por medio de su magistral obra, nos invita a conectarnos con un universo desconocido para muchos, incluyéndome. En nosotros, el cambio es fácil si tenemos las herramientas adecuadas. Este libro es sin duda una de ellas.

Mario Caicedo Rubio. DDS.
Odontólogo Especialista en Cirugía Oral y Estética Dental.

"Para mi este libro es una magia, una obra que es conducida y guiada por maestros de luz, que tocan las fibras más profundas del corazón con técnicas, herramientas y conocimientos que invitan al cambio interior, viviendo una transformación física, espiritual y mental.
Lo recomiendo demasiado"

Dra. Alejandra Martínez

"El Dr. Joel Rugerio, nos pone a disposición toda la conexión a nivel cuántica, donde explica muy bien los procesos en nosotros. Te invita a cambiar los viejos paradigmas por nuevas creencias y así vivir la vida como tú la quieras crear desde la consciencia.
Es un viaje de no retorno, rompe tu pasado en el presente y así tendrás el futuro que quieras."

Chus Maroto.

Joel, es un libro espectacular y muy profesional.

"Joel, explica detalladamente el funcionamiento interno de las personas. Su libro ayuda a establecer relaciones y conexiones que dan mayor claridad a los comportamientos humanos. Los conocimientos que expone son muy interesantes y aportan mucho valor. Gracias por tus enseñanzas."

Pilar Gómez Suárez
Autora de "Tus Tesoros de Luz"

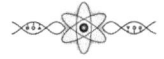

"Joel en su libro nos argumenta científicamente el funcionamiento humano para poder aprovecharlo en nuestro beneficio. Limpiar la mente como punto de partida para llenarla del conocimiento que sin duda, es nuestro poder. Gracias por tu profesionalidad"

Sandra Badillo

Autora de la trilogía "El libro para personas ocupadas"

Es un libro que mediante, los pasos y las pautas que su autor nos proporciona, nos ayuda a ir experimentando las infinitas posibilidades que tenemos a nivel mental y desde el mundo cuántico. Sin duda todo un acierto científico para los más curiosos del tema desde una perspectiva de datos probados y medidos.

Stefanía Arias

Autora de "Descubre tus sueños para volar. ¿bailas?

Joel, tu libro me transmite mucha vitalidad y herramientas prácticas para la creación de una realidad maravillosa...

" Realmente la humanidad necesita todas estas maravillosas herramientas que haz escrito. Nos ayuda a perfeccionar la creación de nuestra realidad y entender como funcciona todo nuestro ser en todos los niveles de la existencia.Una gran obra.

Gracias Gracias Gracias

Eternamente agradecida "

María Mirabela Boetz

Autora del Best Seller ¿Yo estranjer@?

Un abrazo enorme mi hermanito Lindo de la Luz Zen

Te amo.

Gracias Joel por traer con tanta claridad, con todo tu bagaje, con tus aprendizajes, con toda tu maestría, esos pasos de LIMPIAR esas MEMORIAS que nos hacen seguir con esos aspectos que no nos dejan avanzar en nuestro progreso de vida. He aprendido mucho leyendo tu libro TRANS-FORMA-ACCIÓN; me quedo con que si practicamos todas estas enseñanzas que nos das... que sí es posible llegar a esa transformación que deseamos sentir, vivir en nosotras mismas.

Izaro
Autora de la saga LA VIDA NOS LLAMA

Te deseo lo mejor con este libro, que no cabe duda ayudará a mucha gente, ¿cómo cambiar, cómo lograr lo que ansiamos, cómo ser más feliz? Joel tiene las herramientas de un cómo que depende de uno mismo pero que con su ayuda es fácil y apasionante. Gracias por tu libro, porque invita a pasar a la acción de sabiendo que lo conseguirás de antemano. Experiencia transforma activa la de leer tu libro.

Olga Fernández
Autora de Vivir Mola

"Es una obra que trabaja en la evolución profunda del ser humano. Es un libro para transformar lo que hoy puede ser una debilidad en una gran fortaleza. Es un despertar de la conciencia y una invitación a conectar con tus más anhelados deseos, pero ahora sabiendo cómo y por qué"

Robinson González - Motivador y Conferenciante
Escritor del Libro "Hazlo Ahora - El poder de cambiar tu Destino"
Creador del Seminario Intensivo: "Hazlo Ahora"

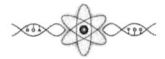

El libro de Trans-Forma-Acción, como su nombre lo dice es una herramienta importantísima en tu día a día, ya que el libro es un manual que nos habla de las experiencias de un ser humano plasmadas, como lo dice su nombre, para transformar y actuar. Es una visión holística, cuerpo-mente-alma. Esta es una visión sumamente importante por los tiempos de cambios y evolución que vivimos actualmente. Lo recomiendo ampliamente para abrir tu mente hacia la visión que tienes como un ser integral. Por último, te diré algo, es un libro mas que para leerlo es para VIVIRLO.

Joel Rugerio Lezama
Psicólogo y Wellness Coach

Trans-forma-acción es un libro lleno de Conocimiento, Amor y Pasión donde el Dr. Joel te lleva a viajar por el mundo cuántico de una forma fácil y sencilla de entender, donde encontrarás herramientas para tu procesos de cambio y transformación.

Gracias, Gracias, Gracias

Esther Avalos
Terapeuta, Coach y Canalizadora de Esencias con Alma

PRÓLOGO

Conocí a Joel hace más de 7 años, justo cuando empezaba mi carrera como formador y escritor, recién salido de la Universidad y con muchos miedos, pero muchas ganas de impactar al mundo con mi mensaje.

Sin embargo, él ya era un médico cuántico reputado, y me invitó a su despacho para mostrarme una maquina avanzada a su tiempo, con la que podía sanar de forma que la medicina convencional no alcanzaba ni siquiera a entender.

El mundo no es tal cual nos lo han contado. Por un lado, lo que somos capaces de percibir por los sentidos, el reflejo. Por otro, lo que no percibimos, la imagen. Y en este espejo de la realidad, el mundo confunde las causas con efectos y viceversa.

Una vez despiertas del sueño y lo vuelves lúcido, comienzas a dirigirte al origen para poder cambiar el destino. Y esto es lo que hacen personas como Joel.

Imagina al ser humano como una barca arrastrada por un río y dejándose llevar por la corriente. Sin ningún tipo de dirección ni control, se dirige hacia donde las aguas le lleven, hasta que de repente le despierta un ruido…

Unas inmensas cataratas están a punto de precipitarle al vacío, pero ya es demasiado tarde, porque entonces se da cuenta que es un barco a la deriva, sin vela ni timón, sin ningún tipo de control y abocado a un desenlace fatal.

Pero tú, amado lector, aún estás a tiempo. Puedes izar las velas de tu intención y colocar el timón de tu atención, para llevar tu vida a un destino superior, a esa Tierra prometida de la que hablaba Moises y que todos tenemos reservada.

Yo no sé si tu Tierra Prometida es mejorar tus relaciones, aumentar tu economía, re-encontrarte con tu salud, o vivir una vida extraordinaria en todos los sentidos.

Sí se algo, no llegaste aquí por casualidad, sino por CAUSAlidad. No estás leyendo estas páginas por suerte, sino por destino. Y si lees y utilizas estos principios, la Tierra Prometida vendrá a ti, en lugar de ir tú hacia ella.

Debes entender que no viniste aquí a sobrevivir, sino a sobresalir. Que tú eres un hacedor de milagros y que sí conectas con quien realmente has venido a ser, te esperan grandes aumentos, promociones e incrementos que te ayudarán a llevar tu vida al siguiente nivel.

Tu desafío de hoy, será tu testimonio mañana, en el que muchas personas se reflejarán e inspirarán, para que ellos también logren alcanzar sus sueños.

¡Por tu LIBERTAD!

LAIN, autor de LA VOZ DE TU ALMA

www.lavozdetualma.com

Mi Mejor Historia

Introducción

Siempre he querido saber cómo hacer mejor las cosas y de qué manera hacerlas, esto me ha llevado a ser un profesional. Desarrollé la carrera de médico y no me conformé con la rutina tradicional, por eso me he dedicado a investigar en terapias alternativas con el fin de dar mejor servicio para apoyar a la salud de mis pacientes.

He asistido a diversos cursos y entrenamientos de crecimiento personal, he leído libros con el fin de llegar a más personas, hasta que me he dado cuenta de la importancia de usar la información que tengo y de dejar mi legado para las generaciones del futuro.

Para ti que buscas en libros, quizá en cursos, como yo lo he hecho durante muchos años y además, he investigado el terreno del crecimiento personal o el desarrollo humano, con **"TRANS-FOR-MA-ACCIÓN"**, tendrás un manual de reconexión **(Experiencias Cuánticas para una vida de salud, prosperidad y armonía)**.

¿Dónde vas a conocer herramientas para facilitar tus procesos de cambio?

Mi invitación es llevarte al fascinante mundo cuántico en donde hay muchas ventajas para simplificar tus necesidades de búsqueda.

Somos mecanismos del pensamiento cuántico aplicados a la vida diaria:

"Es tan simple que, nos absorben los problemas y nos tienen metidos en laberintos de dudas y temores, sin encontrar la salida, por desconocimiento del lugar en dónde estoy y hacia dónde quiero ir".

La metafísica científica aplicada con sentido común:

"Somos eternos viajeros del tiempo en el mapa cuántico de la realidad"

Rompe con el pasado en el presente, si quieres tener un futuro mejor.

Aprender a aprender. ¿Cómo hacer nuestros procesos de cambio?, ¿Cómo hacemos las cosas que hacemos?, ¿De qué manera hacemos nuestros procesos?, ¿Por qué a pesar de nuestra búsqueda honesta no tenemos los resultados deseados?

- Aprender a distinguir la mente de la mentalidad.
- Cómo funcionan nuestros procesos mentales.
- Mecánica de nuestro pensamiento.
- Procesos de respuestas de la vida en nuestro universo.

¿A quiénes les puede beneficiar leer este libro?

A todo aquél que desee saber la forma en la que funcionamos.

¿Cómo acabar con los viejos patrones y crear nuevos *modelos cuánticos de nuestra realidad, a través de, saber aplicar correctamente la causa y su efecto?*

Saber usar bien el Neuromodelaje (cambio de programas y programaciones del pasado, en el presente, para crearnos un futuro mejor).

Recuerda que solo estás condicionado y si sabes cómo es el proceso podrás activar nuevos genes y habrás despertado a tu **"Gigante Interior"**.

Y así serás, como me ha enseñado mi mentor actual **Laín:** mostrándonos el camino para ser:

"ALMAS IMPARABLES"

La palabra *Transformación* tiene justo en el centro la palabra *forma*, precedida por *Trans-*, en el sentido de ir más allá de la forma.

Haz que el punto de partida de tu vida sea el lugar que te hará superar los límites de una vida que parece estar llena de ellos.

Explora la imaginación, que es la fuente de todo ser o realidad física.

Wayne W. Dyer

Capítulo 1

LA MENTE

El origen cuántico del llamado de
nuestra memoria

"TÚ PUEDES ATRAER A TU VIDA,
SALUD, RIQUEZAS Y BENDICIONES SI
ASÍ LO DECIDES"

Dr. Joel Rugerio Cano

Mentalidad cuántica y el uso de los procesos mentales.

Mi conocimiento y vivencias personales las dividiré en tres partes o libros:

LA MENTE: el primer libro las bases cuánticas de lo intemporal del pasado: Circuitos de Memoria para el Cambio.

El cofre del tesoro en dónde están las memorias de nuestra historia envuelta en circuitos magistralmente unidos por diversos recuerdos, dónde han sido diseñadas las bases de nuestro futuro.

Os explicaré algo sobre la infancia con sus primeros desafíos de aprendizaje del pasado que marcaron pautas.

EL PENSAMIENTO: segundo libro sobre el tratado de la física cuántica para procesos de cambio y su magia para conducirnos por la autovía intemporal del tiempo pasado, guiándonos magistralmente hacia un futuro de diseño.

Es el momento de la Juventud con bases de procesos y experiencias que nos mantienen en una constate inquietud de saber más para dar más y tener un futuro mejor.

EL ENTENDIMIENTO de tu modelo del Yo Cuántico: tercer libro, en el que trataré sobre la comprensión o maestría que podemos alcanzar gracias a saber usar adecuadamente nuestros procesos mentales, limpiando nuestro pasado desde el presente, lograremos un Neuromodelaje de salud, dicha y prosperidad.

Esta fase es la culminación del entendimiento de la madurez y de si hemos aprendido a rectificar nuestros desajustes.

¿Cómo podremos usar correctamente el poder de nuestro interior logrando salir de la habitación oscura del miedo, inseguridad y fatiga?

Aprenderemos el valor de las pruebas y luchas que se transforman en herramientas de sabiduría.

El pasado representa las bases del origen de todo en nuestra vida:

Tiene una gran importancia o trascendencia, entenderlo, y saber cómo son los procesos que nos han dejado huellas, para corregir los desajustes del pasado.

Y así podremos liberarnos de sus secuelas hipnóticas, desde este momento en adelante y así evitar volver a cometer los mismos errores en el futuro.

En muchos años de experiencia, estudiando el campo cuántico sobre la salud y las riquezas, he visto sus diferentes acciones sobre el cuerpo en sus diversas etapas de acción.

Vamos a saber cómo resolverlos de manera práctica y sencilla para diversos aspectos de nuestra vida.

Mi aprendizaje de vida:

Soy Médico por vocación, investigo la Medicina Cuántica, la nutrición Ortomolecular y el desarrollo personal.

Nací en una cuna humilde en una fría noche del mes de diciembre bajo circunstancias difíciles, arropado por el calor de los brazos de mi madre, con sus cuidados y cariño, así viví los primeros años de mi vida.

Papá no estaba cerca porque tenía sus "compromisos y amoríos" que lo distanciaban.

Mi madre enfermera y mi padre contable recién llegado de Estados Unidos dieron origen a mi nacimiento, mis ilusiones de infancia y mis juegos que me hacían observar mi mundo y soñar que algo bueno vendría a mi vida.

Cuando mi madre me decía:

"Hijito: eres mi genio".

¿Qué vas a hacer cuando seas Mayorcito?

Yo contestaba:

"Voy a ser un gran sastre".

¿Por qué? me preguntaba mi madre.

Yo le respondía: porque voy a coser y remendar al mundo para que sea diferente y las personas sean mejores.

Mis primeras experiencias escolares no fueron fáciles pues

ser zurdo en aquellos tiempos era algo diferente que parecía ser "MALO".

Los profesores pensaban que golpeándome la mano se corregiría esta disfunción.

El mensaje que me daban era **"ERES TORPE"**.

Yo pensé, soy diferente porque soy capaz de utilizar ambas manos, no sé si eso es bueno o malo.

Eso sí, aprendí a hacer las cosas como me decían y les demostraba que cambiar era fácil, y ser mejor que muchos.

Observé cómo lo hacían los diestros y así pude ver que todos somos iguales, sin importar la mano que se utilice para hacer los deberes de la escuela.

Reflexioné: **ser diferente es porque tengo algo que muchos no tienen y esto me obliga a "esforzarme" más que los otros.**

Mi madre me decía:

Si eres diferente es por algo, "hijito sal al mundo y demuestra lo que vales".

Entonces entendí que lo importante no era superar a nadie sino cada día superarme a mí mismo y aceptar que siendo diferente se puede ser mejor.

Pude comprender como se podía ser observador y hacer las cosas mejor porque las procesaba de manera diferente.

ORIGEN DEL DESTINO DE NUESTRA VIDA Y EXPERIENCIA

> *"¿Qué tal este momento, para cambiar el resto de tu vida?"*
>
> *Gabriel Guerrero*

El aprendizaje infantil tiene las condiciones básicas para nuestra vida:

Cuántas veces en nuestra vida adulta nos enfrentamos al dilema de postergar, evitar comprometernos o estar estancados en nuestros objetivos y deseos, el encontrarnos en un laberinto sin salida, tiene origen en mucha información de la infancia.

Todos hemos sido niños y no tenemos que cuestionarnos nada, solo recibimos información de nuestro ambiente y la vamos procesando desde nuestra inocencia para tomar decisiones.

Es así como aprendimos a actuar y a decidir desde lo que vimos, oímos y sentimos, es por ello por lo que se van sembrando en tierra fértil datos que posteriormente serán las conductas que marquen nuestra vida. Por ejemplo:

El primer momento en nuestra experiencia adulta que nos da miedo el ser escuchados, el hablar en público, por rechazo y miedo a no ser entendidos.

Teniendo las manos con sudor frío sin saber cómo podemos enfrentarnos a los desafíos de la vida, me ha llevado a hacer observaciones que me han hecho conocer la importancia que tiene la comunicación.

"La vida no se trata de cuan fuerte golpees, sino de cuan fuerte seas golpeado. Resiste y no te des por vencido"

Dr. Joel Rugerio Cano

Capítulo 2

LA INFORMACIÓN

Factores que bloquean el llamado de nuestra
memoria cuántica

Nuestra llegada al mundo cuánticamente demostrable.

"Algunos cambios parecen negativos en la superficie, pero te darás cuenta de que se está creando espacio en tu vida para que algo nuevo emerja"

Eckhart Tolle

EL GRITO PRIMARIO:

Es nuestra llegada al mundo demostrable cuánticamente.

Desde el momento de la concepción, embarazo y primeras impresiones del momento embrionario, la piel y la respiración sufren impresiones que dejan huellas en la persona, siendo importantísimo el conocimiento de nuestra bienvenida al mundo o el **"TRAUMA DEL NACIMIENTO"**.

Son las primeras **"memorias"** que fueron impresas en cada uno de nosotros y es muy valioso **"conocerlas"** para poder corregirlas, ya que definen muchos mecanismos de ajuste y adaptación en la vida adulta.

Estas "memorias" están instaladas en nuestra "bienvenida" al mundo y a la medicina convencional le cuesta mucho valorar para corregir trastornos del comportamiento y conductas disfuncionales.

No te has dado cuenta:

¿Del "por qué" muchas veces somos tímidos ante el éxito?

¿Aceptamos los programas de dolor para justificar nuestro fracaso?

La clave de muchas limitaciones familiares está aquí, ya que en una casa donde hay más de un hermano, viniendo de los mismos padres, y conviviendo durante la primera infancia en hogares "armónicos", son tan diferentes entre sí.

Solo tendríamos que analizar:

- **¿Qué sucedió la primera vez que lloró el infante?**
- **¿Cómo fue el alumbramiento en el nacimiento?**
- **¿Qué hemos escuchado alrededor de ese nacimiento?**

El grito primario se da antes de nacer desde el momento de las pequeñas grandes **"dudas"**, por ejemplo:

¿Cuál fue el primer pensamiento que hubo cuando se sospechaba que íbamos a venir al mundo?

Imagínate los diálogos internos maternos:

"¿Estaré embarazada?"

"¿Qué les diré a mis familiares amigos y a mi pareja?"

O el peor grito primario: **"¿Será niño o niña?"**

En lugar de permitir que la naturaleza pueda crear más de sí misma dando un hijo correctamente sexuado.

Toda esta historia sucede en los primeros 3 meses de la gestación en donde somos corazón, nervios y piel.

Esto es curioso porque en las personas o entran o no entran, por los poros de la piel, circuitos nerviosos que están amplificados por lo que vemos, oímos, olemos y sentimos, acerca de las personas, lugares o cosas que nos rodean.

Es por eso de vital importancia para mí el mostrarte el mundo que se puede cambiar si sabemos cómo hacerlo:

¿El Qué, el Cómo, el Por Qué estamos viviendo y experimen-

tando diferentes desafíos?

Otro particular evento, es el momento en el que se produce el dolor ante las dificultades de la vida. Este son las rupturas y el no saber cómo procesar estas experiencias.

La dificultad para establecer relaciones sanas y saber cómo poner límites a relaciones toxicas o lograr un buen cierre de ciclos en los diversos aspectos de nuestra vida.

Mi experiencia en este tema fue cuando a mi madre le detectaron un cáncer. Esto me llevo a vivir momentos de gran dolor y depresión porque una vez detectado el mal, en un par de meses, su vida terminó.

Decidí estudiar tanatología, es decir, el estudio de la muerte y la necesidad de recibir el ansiado consuelo a mi pena.

Dentro de las lecciones de este curso aprendí a ver las primeras vivencias que tenemos antes de nacer y esto me hizo reflexionar sobre el primer llamado a la vida que es el "grito" como señal de respiración y de llegada a al mundo.

Este estudio me llevó a reconciliarme conmigo mismo desde la eterna despedida que es la muerte, amar el vientre que me trajo al mundo y bendecir la dicha de la vida.

> **"Cuando el corazón llora por lo que se pierde, el alma se regocija por que se encuentra"**
>
> Antiguo dicho Sufí

El viaje cuántico desde la infancia.

"Cuando ya no somos capaces de cambiar una situación, nos encontramos ante el desafío de cambiarnos a nosotros mismos".
Viktor E. Frankl

EL LLANTO SUPRIMIDO:

La aplicación de los desequilibrios en la primera infancia y en la pre adolescencia, como pueden ser el fracaso escolar, los desajustes o rupturas familiares y como a través de conocer nuestro sistema de creencias, podremos convertir los problemas en oportunidades, creando así una valiosa herramienta para la solución de tales vivencias.

No sé si te has fijado que muchas veces quieres poner límites y no sabes cómo hacerlo o decir **"BASTA"** y no te atreves, porque te da miedo.

O cuando de pequeño te dijeron **"¡calla!"** y no supiste cómo afrontarlo sin ser lastimado.

Simplemente es porque tú ya estás afectado independientemente de las circunstancias, todo es una consecuencia de las programaciones en la primera infancia.

Las etiquetas que te condicionaron por decirte:

"Los niños no lloran", "eso es de niñas".

(Como si las lágrimas tuvieran preferencia sexual, ¿no crees?).

Mi experiencia en este tema fue el año pasado cuando tuve una

terapia reparadora, donde la energía cuántica de la terapeuta me hizo liberar ese llanto que tenía acumulado en mi garganta.

La sanación liberadora de mi interior, sacar la fuerza de la opresión desconocida, solo sentía en el dolor de las programaciones del medio ambiente y de contener mi llanto reprimido.

Fue necesario darme cuenta de que llorar es un valor necesario cuando mis recursos no son suficientes ante los desafíos de la vida.

Cuántas veces tenemos un disfraz de fuerza, en donde nuestro llanto se contiene hasta que alguien o algo sucede para romper el dolor y liberarte de ese falso personaje.

Gratitud infinita a terapeutas verdaderos, que yo conozco y que son canales de luz y liberación del interior para acompañarte a liberar ese llanto que tanto hemos suprimido.

Capítulo 3

LAS EMOCIONES

¿Cómo sanar las interferencias que impiden la conexión cuántica?

NIÑO INTERIOR O BASES CUÁNTICAS DEL DISEÑO DE NUESTRO PROPÓSITO

Conociendo al desconocido:

Quiero explicar el motivo de mi análisis e investigación como profesional de la medicina sobre las disfunciones infantiles.

Al terminar mi carrera de medico en el año de 1982 trabajaba en el departamento de psiquiatría.

Cuando recibía pacientes o visitaba adultos en los diversos centros hospitalarios de mi localidad, tenía la impresión de que los comportamientos "Raros", venían de alteraciones genéticas o conductas infantiles no corregidas a tiempo.

Decidí empezar a valorar a los niños Hiperactivos y a sus experiencias escolares.

Hice pruebas, apoyado con estudios de electro encefalograma, y aprendí que no eran los niños de inteligencia reducida, los que producían una conducta hiperactiva.

Sino que, al contrario, muchos de ellos con altos coeficientes de inteligencia, no comprendida ni valorada por sus profesores, sus padres o sus progenitores.

Desarrollé mi tesis profesional que fue sobre el "SINDROME HIPERKINÉTICO", para prevenir o quizá evitar la delincuencia al futuro, solo porque muchos adultos no fueron entendidos en su infancia (momento clave para la vida).

El tiempo me dio la razón porque he aprendido que en la vida se puede ayudar, prevenir o corregir las alteraciones de conducta, siempre y cuando haya el deseo de la corrección.

Desde la bioética que ofrecen: la Nutrición Ortomolecular, la

Homeopatía, el Reiki, las Flores de Bach, la Acupuntura y los aparatos de Bioresonancia Cuántica y así es como ahora se puede apoyar a muchos adultos, para recuperar su infancia desajustada.

> ## *"Todo el mundo piensa en cambiar el mundo, pero nadie piensa en cambiarse a sí mismo"*
>
> ## *Leo Tolstoy*

¿Te gustaría saber el por qué nuestro comportamiento en la vida se encuentra bloqueado, con dificultades para diseñar un futuro exitoso, ser felices y dichosos?

El Niño interior es nuestro material básico del que se conforma nuestra experiencia de la vida.

Así es necesario que, si de verdad deseamos un cambio debemos hacer un ajuste que modifique nuestra información básica y esto rectificará nuestra experiencia.

Se compone de nuestra información "educada" es decir nuestros primeros recuerdos de sentimientos marcados por lo que vimos, oímos y lo que nos hicieron creer como realidad.

Esto nos da una idea del porque tenemos la ansiedad de repetir traumas reciclados como si fueran la verdad suprema acerca de nosotros mismos, de la vida o de lo que nos rodea.

Todas fueron vivencias que moldearon nuestra experiencia básica.

Es así como diseñamos el mapa de nuestro caminar por el recorrido de nuestra vida.

Recuerda las características que teníamos en la infancia:

La curiosidad.

La espontaneidad.

El sentir el mundo amable y amistoso.

El ser atrevidos.

El dejarnos sorprender por todo.

Debemos tomar conciencia de que cada pensamiento que hemos tenido ha viajado a través de nuestra biología y ha activado una respuesta fisiológica.

"¿QUÉ ES LA MEMORIA CELULAR?"

En todo proceso mental, somos criaturas de recuerdos y emociones grabadas desde nuestra llegada a la vida, en donde nuestras células son fiel registro de millones de procesos.

Las huellas o cicatrices han obedecido al entorno e información que se ha recibido, así, nuestras células han tomado los datos para escribir en el libro de nuestra vida lo que somos y seremos en el futuro.

Es de vital importancia conocerla porque muchos desajustes del cuerpo están grabados en esta memoria que viene del estado de nuestro niño interior.

Es por ello por lo que las emociones que se producen son experiencias codificadas en la base de datos de nuestras memorias y sistemas biológicos,

Estamos contribuyendo así a la formación de nuestros tejidos celulares y estos permanecen almacenándose en nuestra estructura orgánica.

Los claros ejemplos de tener un niño interior incomprendido son:

LA CLARA INSATISFACCIÓN POR TODO Y POR NADA.

Ganancias secundarias del niño interior no resuelto.

El dolor innecesario.

El vivir adictos al placer.

No ser responsable de sus actos.

Vivir la eterna espera de la incertidumbre del futuro.

Aprender a ser víctimas de las circunstancias.

Timidez innecesaria.

¿Qué sucede cuando nuestro niño interior está insatisfecho?

Es un claro ejemplo del desconocimiento de tener claros los objetivos en la vida.

Vivir sin propósito definido.

Mentalidad adictiva: pedir siempre sin motivos de satisfacción.

Falta de interés y de emociones que produzcan alegría en la vida.

Mantenerse conformes dentro de la "Zona de Confort".

"El progreso es imposible sin el cambio y aquellos que no pueden cambiar sus mentes no pueden cambiar nada"

George Bernard Shaw

Vivimos en un mundo rodeados de satisfactores de los sentidos, fascinados por lo que vende la publicidad y su influencia masiva, de tal manera que cuando no se tienen los objetos de deseo, en color, olor, gustos y sensaciones, de acuerdo con lo que marca la moda, es el momento en que sufrimos.

Los satisfactores de nuestros sentidos tienen efectos en nuestra mente para dejarnos atados a:

CODEPENDENCIA.

AGRESIVIDAD.

DESCONFIANZA.

BAJA AUTOESTIMA.

DISFUNCIONES SEXUALES.

ADICCIONES: Aprendizajes para transformarnos.

"Cuando salgas de esa tormenta, no serás la misma persona que entró en ella. De eso se trata esta tormenta"

Haruki Murakami

Tipos de niños según sus heridas emocionales.

Nuestro niño interior se transforma y se liberara de aquello que le impide avanzar, sabiendo el origen de sus problemas y cómo solucionarlos.

¿Cómo afectan las heridas emocionales de la niñez?

Las heridas emocionales que sufrimos en la niñez pueden ser arrastradas a lo largo de la vida, incluso en las etapas de la vida adulta, por ello es tan necesario aprender cuáles son las principales emociones negativas, para comenzar a sanarlas desde adentro.

NIÑO CON MALTRATO PSICOLÓGICO: al llegar a la vida adulta llega con sentimientos de bloqueo al hablar y comunicarse, tartamudea, tiene mala comunicación.

NIÑO VÍCTIMA DE ABUSO: se inicia desde que el pequeño cuerpecito no tiene más poder que su edad o su tamaño y es el momento, de la toma de conciencia de la individualidad y del respeto a sí mismo, siendo abusado **por los padres, los adultos, los profesores o por acoso de otros niños ("Bullying").**

El niño percibe abusos desde su corta edad, al cuidar a los hermanos menores, al ayudar a alguno de sus padres, esto le dejará latente, **LA ENVIDIA EN LAS RELACIONES INTERPERSONALES.**

Le puede provocar un carácter rígido y dificultades que lo hacen ser víctima de circunstancias ajenas a su infancia, es importante valorar que nada ni nadie **puede tocar nuestra individualidad porque es sagrada**.

NIÑO ABANDONO: cuando se convierte el niño en adulto, siente que **"NO MERECE NADA"**, y que está bien **"NO TENER"**, porque para la mentalidad del niño significa que los adultos han tenido que: **APARTARSE, DEJARLO, DESCUIDARLO y TENER INDIFERENCIA**, creándole sentimientos de desconfianza e inseguridad.

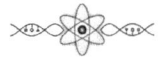

El abandono surge por causas involuntarias, como pueden ser:

LA MUERTE DE UNO DE LOS PADRES, LA LLEGADA DE UN NUEVO BEBÉ, PADRES QUE TRABAJAN TODO EL DÍA, INGRESAR POR PRIMERA VEZ EN UNA GUARDERÍA, DEJAR AL NIÑO AL CUIDADO DE UNA NIÑERA O DE UN FAMILIAR.

Aunque no lo registre así, la mentalidad el niño, le genera codependencia en la vida de adulto, al grado de sentir que son dueños de las personas, situaciones y cosas creando frases como:

"Mi grupo, Mi familia, Mi equipo, etc.".

Debemos apreciar que no es lo que sucede en la vida del niño, lo que marca su vida, sino el sentir y el sentimiento, que le dejan las **"despedidas"**.

Por ejemplo, el padre o adulto del sexo opuesto que se aleja, le deja la huella de tener malas relaciones con su futura pareja para corresponder con el programa desarrollado en la infancia.

Recuerdo una de las vivencias más dolorosas de mi infancia.

Cuando en la escuela había reuniones escolares de padres,

mi padre no tenía tiempo siempre estaba ocupado con sus "asuntos".

Mamá trabajando en los pueblos por las campañas de vacunación.

Yo me sentía siempre solo porque veía a los otros niños con sus padres asistiendo a esas juntas.

¿Cómo justificar la ausencia de padres?

¿Cómo actuar?

Cuando otros niños o padres me preguntaban:

¿Y dónde están tus papás?

Sabiendo que estaban ocupados fue cuando aprendí que no siempre podía estar acompañado, y que debía saber cómo dar respuestas a mi corta edad.

Sin inventar disculpas diseñé un mapa de respuestas.

Mí contestación tenía que ser muy simple o sencillamente una sentencia:

"¿QUIÉN SABE?".

O **esta** mágica respuesta:

"¿NO SÉ?".

Podía decir una y mil disculpas, pero sentía que inventar una respuesta no era necesario.

Esto me dejaba un vacío en mi corazón ya que no sabía cómo manejar la situación y en vez de sentirme mal decidí ser feliz creándome un mundo diferente.

Aprendí a dibujar mapas en donde podía ver las cosas de diferente manera y así ser fuerte ante la adversidad.

Lo que me ha llevado a desarrollarme como persona, médico y líder en desarrollo personal para equipos de emprendedores.

NIÑO HUMILLADO: la herida que produce en la mentalidad del niño al no ser aceptado, escuchado o ser avergonzado cuando no hace las cosas bien, ya sea en casa o en la escuela, la necesidad "Masoquista", es decir el placer del dolor para ser amado, genera un adulto nervioso exigente y perfeccionista y que para no ser: **REBAJADO, COMPARADO, AVERGONZADO** prefiere el dolor y mantener la apariencia de un "mundo ideal".

Es fácil asociarlo a madres solteras, que comentan con su familia lo sucedido con lujo de detalles, avergonzando al niño y limitándo su autenticidad con expresiones tales como:

"SUCIO", **"ASQUEROSO"**, **"ASCO"**, son hijos de esa vergüenza que crean situaciones difíciles de sanar.

NIÑO RECHAZADO: una de las heridas más difíciles de sanar, con un gran conflicto de identidad porque surge de la idea absurda de que no se tiene derecho a existir.

Normalmente sucede con padres del mismo sexo, esto crea indi-

ferencia porque al niño le cuesta trabajo no saber **cómo amar y cómo dar amor.**

En cambio, cuando el progenitor es del sexo opuesto se crea un aprendizaje que tiene bloqueos porque le cuesta recibir el amor y dejarse amar.

Así que mientras no se sane el rechazo en el niño interior se seguirá generando una fuente de atracción de ser rechazado o de rechazar a los demás para corresponder a este programa preestablecido para sí mismo.

En el niño interior se encuentran muchas conductas de rigidez o dificultad ante el éxito y la prosperidad.

El falso programa de rechazo es tan importante, que en pequeños grandes detalles, lo podemos ver, como por ejemplo, el pedir aumento de salario en el trabajo.

Finalmente, el mismo sentimiento de dolor por ser apartado, en algunas personas se ha convertido en su "Zona de Confort" para justificar que no hay aceptación para este tipo de personas en la vida.

NIÑO TRAICIONADO: cuando un niño se siente engañado por uno de sus padres, por adultos o por algún familiar.

Inclusive el dolor de la traición de uno de sus hermanos crea y desarrolla un adulto controlador, convirtiéndose en dolorosas heridas del presente.

La dificultad de vivir en el momento presente porque hay rencor hacia los demás, almacenando las cosas malas, hasta que explota o se siente incapacitado para perdonar lo que hicimos o nos hacemos a nosotros mismos.

Resumiendo:

Mientras más tiempo esperemos a sanar nuestro niño interior más se grabará la herida y liberarla tardará más tiempo.

¿Sería lógico y normal reprochar a nuestros padres el habernos hecho sufrir?

Sin embargo, en nuestras relaciones desahogaremos ese rencor hacia las demás personas, solo por el hecho de haber sido dañados por nuestros padres.

Ahora es cuando podemos cambiar:

Cuando se cometen errores de esta naturaleza nuestro aprendizaje es la clave, independientemente de:

GRAVES ABUSOS, INTENSAS HUMILLACIONES, TRAICIONES INCREÍBLES, ABANDONOS SORPRENDENTES, RECHAZOS CRUELES.

Lección para aprender:

NO EXISTEN PERSONAS MALVADAS;

SOLO PERSONAS QUE SUFREN EL DOLOR DE UN NIÑO HERIDO NO SANADO.

Nuestra sana obligación es descubrir el problema para lograr una Reconciliación Compensatoria.

"No son los más fuertes de la especie los que sobreviven, ni los más inteligentes, sino los que se adaptan mejor al cambio"

Charles Darwin

CAMINO HACIA EL HOGAR VERDADERO.

"No hay error solo aprendizaje"
Axioma de PNL

Nuestro Niño Interior:

La infancia es la más valiosa etapa de nuestras vidas, debido a que es en ella, donde aprendemos con más velocidad: vocabulario, lenguaje y significados.

Además, las emociones **básicas** a partir de las cuales formaremos nuestra personalidad, canalizaremos nuestra manera de relacionarnos, y enfrentaremos los desafíos que se nos presenten en la vida adulta.

¿Cómo resolver el sanar mi niño interior enfermo o lastimado?

Tomar conciencia y encontrar claves para resolver esta situación difícil y dar estos pasos, lo he probado conmigo mismo y con muchos pacientes que han solicitado y deseado salir del problema con sinceridad y que lo han conseguido. Es por eso por lo que comparto mi experiencia.

Lo primero es valorar el tipo de problema y estar dispuestos a solucionarlo y así podremos encontrar las claves de la solución, siempre y cuando, estemos dispuestos a dejar de auto infringirnos el dolor, la pena y el sufrimiento. El problema puede ser:

EL ABANDONO: AUMENTA TU HERIDA CADA VEZ QUE ABANDONAS ALGO QUE DESEABAS CON MUCHO INTERÉS Y DE REPENTE NO LO TERMINAS O LO DESCUIDAS DEJÁNDOLO PARA DESPUÉS.

LA HUMILLACIÓN: AUMENTA MÁS LA HERIDA CUANDO TE REBAJAS O TE COMPARAS CON LOS DEMÁS, SURGUIENDO EL ETERNO COMPLEJO DE INFERIORIDAD PARA COMPENSAR.

EL RECHAZO: ALIMENTA TU HERIDA CADA VEZ QUE TE CONSIDERAS "UN BUENO PARA NADA", TRAYENDO COMO CONSECUENCIA SABER MUCHO Y NO HACER NADA PARA SALIR ADELANTE EN LOS DESAFÍOS DE LA VIDA.

EL ABUSO: ALIMENTA TU HERIDA SIENDO MUY EXIGENTE CONTIGO MISMO Y CON LAS RELACIONES AFECTIVAS, LABORALES Y ECONOMICAS.

LA TRAICIÓN: AUMENTA TU HERIDA MINTIÉNDOTE Y NO CUMPLIENDO TUS COMPROMISOS, SIENDO UNO DE LOS MÁS DOLOROSOS POR LA CULPABILIDAD CON LA QUE SE VIVE Y DE LA QUE SE CREAN RELACIONES TOXICAS PARA CORRESPONDER.

Ahora comparto una de las formas de trabajar el proceso de sanar nuestro NIÑO INTERIOR.

Reconciliación compensatoria del niño Interior.

"La paz empieza en mí y en nadie más"
Morrnah Simeona.

Cuatro fases para sanar a nuestro niño herido:

1. **TOMAR CONCIENCIA: es la fase inicial, nosotros mismos debemos saber que el mundo es bello y todo lo que nos rodea es hermoso en sí mismo, porque, SOMOS NOSOTROS MISMOS.**

2. **EL BIEN ES REAL EN UN MUNDO REAL, MEREZCO TODO EL BIEN.**

    Es cuando descubrimos que hay algo que nos detiene y que no nos deja avanzar, es decir estamos en un atasco y no sabemos cómo salir adelante en nuestra vida y de que es el momento de hacer algo para cambiar.

3. **REVELARME:** si ya he descubierto lo que soy, lo que es el mundo y que de mis heridas soy el responsable de sanarlas.

    Llego el momento de y salir a vencer mi dolor y tomar conciencia de la GRACIA que hay en mí.

4. **ACEPTACIÓN:** este mundo es verdadero tal cual es, nuestros padres siempre hicieron lo mejor que pudieron con los elementos con los que contaban, con la información que tenían y la cultura en la que fueron educados.

Conociendo estos valiosos pasos te invito a hacerle una carta a tu niño interior herido, créeme, es un gran trabajo que funciona y tiene efectos poderosos.

¿Te atreves?

Vamos a sanar nuestro niño herido y esto sanará nuestras relaciones y nuestra economía.

Vamos, Sígueme:

EN REALIDAD, NADA ES NUEVO, SEGUIMOS RECREANDO NUESTRA INFANCIA, UNA Y OTRA VEZ, UNA Y OTRA VEZ...

María José Cabanillas

Reconocer nuestra herida: recuerda, el mundo es verdadero y tu herida no es mejor ni peor, simplemente es una herida que hay que sanar reconociéndola.

Recuerdo el momento en el que asistí un fin de semana a terapia y sanación de mi niño interior:

Aprendí a verme a mí mismo desde la infancia y a los desafíos que viví.

Solamente con un "Osito" de peluche que me recordaba mi niñez y la necesidad de afecto no entendido, al abrazarlo, acariciarlo, olerlo, hablándole, estos gestos me hicieron romper el llanto y pude retomar la ternura que me debía a mí mismo y a la vida.

Hagamos una carta a nuestro niño para sanarle:

Yo Joel ….

"Quiero sanar esta herida":

(Abandono, Humillación, Rechazo, Abuso, Traición, etc.)

_____

_____

_____

_____

_____

_____

_____

_____

_____

Revélate a seguir con ese dolor y mal innecesarios:

Date motivos para saber que tu vida es valiosa, lucha con tu propio gigante mental que has nutrido durante años.

_____

_____

_____

_____

_____

_____

_____

Descubre el dolor y siente que puedes sanarlo:

Sanar está a tu alcance, hoy más que nunca tú tienes argumentos que no tenían tus padres.

Tú tienes el conocimiento y la capacidad para cambiar el dolor en amor y vencer cualquier circunstancia.

_____

_____

_____

_____

_____

_____

_____

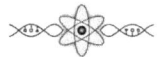

Vuelve a tu ser genuino y sonríe.

Tu niño vuelve a casa sano y salvo feliz de estar reconciliado con sus padres y adultos porque ellos son responsables de sí mismos y de sus propias historias.

Ejercicio de ejemplo que podrías utilizar:

_____

_____

_____

_____

_____

_____

_____

Gratitud simplemente por reconocer que cada uno es responsable de sí mismo y que los adultos, padres, familiares, educadores, religiosos o hermanos hayan sido parte del plan Divino Universal.

Para sanar mi vida perdonar y olvidar es el gran avance.

Recuerda, que el perdón es la llave maestra, de la sabiduría, para trascender en la vida.

Y que cada uno ha hecho su mejor papel y lo ha desarrollado lo mejor que sabía.

Aunque sea el peor de los verdugos nunca llegamos más allá de nuestros límites porque tenemos una gran capacidad de:

"PERDONAR Y OLVIDAR"

Ejercicio de ejemplo que podrías utilizar:

Yo Joel:

Doy gracias a la inteligencia perfecta por reconocer el bien en cada aspecto de mi vida.

Porque me amo tanto que soy capaz de respetarme a mí mismo, entenderme y valorarme.

Bendigo el bien de cada aspecto de mi vida y sé que soy capaz de tener una relación sana conmigo mismo y con los demás.

Porque en mi hay paz, no hay culpa, ni dolor solo aprendizaje de mi alma para seguir avanzando en mis procesos y espacios de vida.

Sabiendo que cada momento de mi vida me ha servido para ser **"YO MISMO"**.

Limpio y borro de mi conciencia cualquier situación de mis padres, familiares, mentores o compañeros porque han hecho su papel.

Yo tengo ahora una amplitud de conciencia tan grande que me amo, perdono y olvido porque me merezco lo mejor.

Ahora soy capaz de ser feliz en cualquier circunstancia de mi vida.

Gracias, Gracias, Gracias.

¿Cómo harías tú este proceso de sanar a tu niño herido?

_____

_____

_____

_____

_____

_____

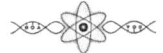

¿POR QUÉ NO TODOS SANAN SU NIÑEZ?

El eterno miedo a no enfrentar el cambio, mantenerse en la comodidad de ser un espectador de la vida y de las circunstancias, en lugar de salir a vencer las tinieblas del pasado y salir a la luz como una nueva versión de ti mismo.

Hazte consiente del egoísmo que vive alojado en el inconsciente, tan profundamente que, no está dispuesto a cambiar para no romper el patrón grabado erróneamente.

**"La fuente inagotable de riquezas se halla dentro de ti.
Mira dentro para encontrar la respuesta que tu corazón desea"**

Dr. Joseph Murphy

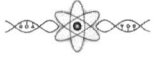

MECANISMO CUÁNTICO DE UN DESARROLLO SALUDABLE O IDEAL

- De 0-7 años: 75% el pensamiento y la observación de los Padres y el 25% de las conclusiones y aprendizajes en la información del pensamiento del niño.

- De 7-14 años el pensamiento de los padres influye un 50% y el otro 50% de las conclusiones e información que recibe el niño.

- De los 14-21 años el 25% de la observación, pensamiento e información de casa influye en la vida de un desarrollo normal y un 75 % de pensamiento y aprendizaje del ambiente, unido a las conclusiones propias del adolescente.

- Una gran cantidad de adultos, llevan dentro de sí, la información recibida desde la edad de 10 a 15 años, en donde están guardadas, desilusiones, fracasos escolares, pérdidas de un ser querido, rechazo, agresiones físicas y verbales, etc.

- Las situaciones anteriores, afectan de manera importante, la autoestima y la confianza en sí mismo, por lo tanto, todos los niños (as) que han sido objeto de este tipo de forma de vida van creciendo con inseguridades, temor y miedo al futuro, y a la propia existencia.

- De los 21 años en adelante la mentalidad empieza a tener responsabilidades propias al 100% y así comenzar a ejercer las bases de madurez en procesos de comprensión y ejecución de vocación y carácter.

Por lo tanto, para cuando la persona tiene alrededor de 20-25 años, ya tiene dentro de su corazón y de su mente una gran cantidad de recuerdos (experiencias) desagradables o negativas que se van convirtiendo en el centro de gravedad que impulsa y dirige la conducta y la personalidad del sujeto.

LA FINALIDAD ES SANAR LAS HERIDAS DE LA INFANCIA:

¿Pero, cómo se construye el dolor y el sufrimiento en las personas?

El ser humano desde la niñez (primera y segunda infancia) al estar en contacto con sus padres, hermanos, familiares o vecinos, va guardando en su memoria todos aquellos momentos desagradables, es decir, maltratos verbales o físicos propiciados por las personas con las cuales convivió.

Y ¿cómo podemos sanar nuestra infancia?

Por medio de reconciliarnos:

Con la vida, con nosotros mismos o con el ambiente que nos rodea, será la forma más digna de volver a Dios, mejor de lo que empezó nuestra historia en este plano de conciencia.

Solo son memorias que debemos corregir:

En esta vida todo es aprendizaje que nos lleva a la madurez y entendimiento de lo que somos.

¿Te gustaría saber cómo tener un niño interior saludable y un adulto más seguro de sí mismo?

Prevención del niño interior es a través de:

Palabras cargadas de emoción: el ejemplo y el medio ambiente son las estructuras, el diseño del futuro en nuestra vida.

El lenguaje que se debe utilizar en casa tiene que ser siempre en positivo para el niño y los adultos deben ser coherentes con el lenguaje, porque son las bases sólidas para desarrollar el liderazgo en la infancia y hacerlo capaz de encontrar siempre soluciones ante los desafíos de la vida.

Por experiencia propia te diré que no siempre son fáciles las co-

sas en muchas de nuestras vidas, pero podemos salir adelante si podemos aprender a ver la vida como nos gustaría que fuera y no como la estamos viendo.

El mejor ejemplo lo podemos tener en Tomas Alva Edison:

EL PODER DE USAR CON INTELIGENCIA LOS MENSAJES, USANDO LAS PALABRAS QUE TRANSFORMAN VIDAS.

Un día, Thomas Alva Edison llegó a casa y le dio a su mamá una nota.

Él le dijo a ella: "Mi maestro me dio esta nota y me dijo que sólo se la diera a mi madre".

Los ojos de su madre estaban llenos de lágrimas cuando ella leyó en voz alta la carta que le trajo su hijo.

"Su hijo es un genio, esta escuela es muy pequeña para él y no tenemos buenos maestros para enseñarlo, por favor enséñele usted".

Muchos años después la madre de Edison falleció, y él fue uno de los más grandes inventores del siglo.

Un día él estaba mirando algunas cosas viejas de la familia. Repentinamente vio un papel doblado en el marco de un dibujo en el escritorio.

Él lo tomó y lo abrió. En el papel estaba escrito:

"Su hijo está mentalmente enfermo y no podemos permitirle que venga más a la escuela".

Edison lloró por horas, entonces él escribió en su diario: "Thomas Alva Edison fue un niño mentalmente enfermo, pero una madre heroica le convirtió en el genio del siglo."

¿Qué impresionante la reacción de la mamá, ¿verdad?

En lugar de leer lo que realmente decía la carta, y habiendo podido hacer sentir mal a su hijo, le dio un giro completamente y ¡le inyectó seguridad y certeza a su hijo!

Le hizo creer que era un genio y se lo creyó tanto, que creció y murió siéndolo.

Es asombroso el poder que tienen los padres sobre los hijos.

La voz de nuestra madre es muy importante desde los primeros meses de la gestación.

Las palabras habituales de éxito o fracaso son instaladas desde temprana edad, por refuerzos repetitivos que provienen del medio ambiente cercano en donde las palabras maternas son órdenes, que se cumplen sin condiciones.

"ES MUY IMPORTANTE RECORDAR SIEMPRE EL PODER QUE TIENEN LAS PALABRAS"

Capítulo 4

EL IMPACTO EMOCIONAL

¿Cómo tener una liberación cuántica de tus
memorias e implantes?

CIRCUITOS DE MEMORIA:

"Si quieres Resultados y no haces cambios, no esperes Resultados"
Dr. Joel Rugerio Cano

Uno de mis grandes anhelos al escribir este libro, es dar las claves que he aprendido acerca del funcionamiento cuántico de la mente, y esto es el corazón de mi trabajo, el mostrar los ciclos del sistema de la vida.

Los circuitos de memoria son 8 pasos claves para un proceso, cuántico.

¿Por qué cuántico?

Porque la raíz latina "Quantum" significa "UN CUANTO" o "una porción" de un todo indivisible.

Cantidad discreta más pequeña de energía que puede ser absorbida, propagada o emitida por la materia.

Cuántico es un adjetivo que se utiliza en el campo de la física.

El concepto se refiere a lo vinculado con unos ciertos saltos de la energía al emitir o absorber radiación, que se conocen como cuantos. (Quanta, Quantum).

Lo Cuántico en Metafísica:
"Actualmente se utiliza como un fenómeno de fe, de esperanza en lo invisible y de apoyo para el buscador de algo que le de orientación a su propósito" Dr. Joel Rugerio Cano.

La **física cuántica**, por lo tanto, está vinculada a las teorías que se basan en estas propiedades.

Max Planck (1858-1947), un físico nacido en **Alemania** que ganó

el **Premio Nobel de Física** y que es considerado como el principal responsable del desarrollo de la **teoría cuántica**; nos dice:

La energía de la radiación calorífica no es emitida continuamente, sino que aparece en forma de "paquetes de energía".

Einstein llamo Quantums a estos paquetes de energía (ahora se les llama fotones).

Los Quantums dieron su nombre a la teoría de la física cuántica.

Desde mis observaciones:

En la física cuántica aplicada al comportamiento y la salud, he aprendido partiendo de la mínima expresión, que no hay fronteras; ni un electrón, ni un protón, ni ninguna partícula subatómica tiene sentido fuera de sus interrelaciones, movimientos y del propio observador.

Ya que no puede existir nada aislado, porque todos estamos viviendo en un campo unificado por la conciencia.

"El Universo es un entretejido sin costuras"

Whitehead

Puesto que no somos entes aislados, sino porciones de entretejido del universo, y lo sorprendente es saber que, con nuestra conciencia, con nuestra atención, influimos en esa realidad de la que somos parte.

Por eso, manejar las emociones se vuelve el viejo paradigma; el nuevo paradigma es aprender a manejar la atención.

La energía, las emociones y la materia siguen a nuestra conciencia.

Los 8 pasos del proceso de los circuitos de memoria:

Son interconexiones cuánticas, es decir, pequeñas formas de espacios sutiles interconectados, desde su más insignificante expresión en su origen hasta el cambio y grabaciones mentales de transformación en todo proceso.

1. MENTE:

La clave de todo comportamiento, de toda relación en la vida, está en la mente. Este universo es eminentemente mental y cuánticamente no sería posible, conocer nada de la vida, de Dios, de nosotros mismos, sin la mente.

Por lo tanto, **para lograr progresar, por limpiar la mente has de empezar**.

2. INFORMACIÓN:

Los datos que se toman para tener un concepto e idea sobre lo que se va a reproducir en la vida, es decir, colores, imágenes, sonidos, texturas y sensaciones que facilitan la grabación del mensaje.

3. EMOCIÓN:

Son las actividades que se realizan como consecuencia de una imagen, un sonido, un lugar, una persona, un acontecimiento que nos producen sensaciones, gracias a una previa seducción, utilizada por una sobrecarga de información.

4. IMPACTO EMOCIONAL:

Son los sentimientos que han quedado grabados por las emociones. Tienen una duración diferente, de acuerdo con el impacto que dejan grabado en nuestra memoria.

5. CONEXIÓN MENTE-CUERPO:

Nuestra mente debe desarrollarse, y evolucionar solo con sanas conexiones, con estimulación coherente, entre la información recibida y el estímulo-respuesta, desde el interior hasta el mundo objetivo.

6. COMUNICACIÓN CEREBRO-MENTE:

Nuestros circuitos deben hacer conexión entre sí, y para lograrlo, es necesario tener reacciones fisiológicas adecuadas, que den respuestas automáticas, de los sanos impulsos que recibe el cerebro, a las respuestas que armonizan la mente, dando como resultado una vida más equilibrada.

7. CONDUCTA O COMPORTAMIENTO:

Es el resultado del diseño humano del que todos formamos parte, desde la Ingeniería de la Conducta hasta la Arquitectura del Comportamiento, pautas que marcan nuestro paso por esta vida.

8. MEMORIA:

Todas son memorias que surgen del deseo de la mente para producir más de sí misma, y así poder evolucionar.

NEURO-CONEXIÓN CUÁNTICA.

Estos son los orígenes de un viaje desde el nacimiento hasta la construcción de una película de tu vida en donde el autor principal eres tú.

CIRCUITOS DE MEMORIA

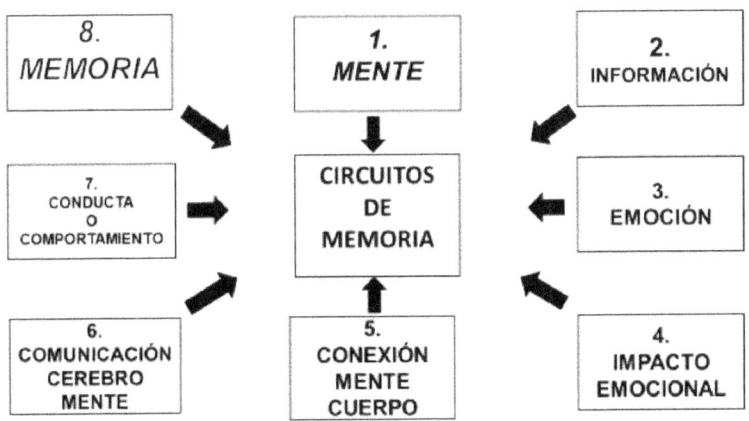

Si sabemos trabajar bien nuestros circuitos de memoria, podremos modificar el proceso cuántico del origen de algo que nos esté sucediendo, y así podremos modular los cambios, en la naturaleza de la comunicación de nuestro sistema nervioso y el medio ambiente, es decir la **NEUROPLASTICIDAD**.

Todo es Energía Frecuencia y Vibración
Tesla

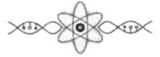

Por ello en la física cuántica somos redes de frecuencia e información que están interconectados formando un circuito.

Las emociones siempre reaccionan automáticamente a la frecuencia e información de manera intuitiva.

La conciencia es la suma de diversas redes de frecuencia e información que desde antes de nacer vamos obteniendo y de ahí se van creando los circuitos de memoria.

A los 49 días de gestación o de vida intra-uterina, aparece la glándula Pineal que es una antena de estados de consciencia no habituales, es decir el intercambio de hormonas, emociones e intuición.

Nuestro trabajo es rectificar las incoherencias de información que desajustan nuestra integridad de vibración.

Nuestro **ADN** es información codificada diseñada cuánticamente en paquetes de registros y placas de vibración e información llamadas codón y anticodón para corresponder y así dar forma a nuestros ojos, piel y demás órganos, aparatos y sistemas del organismo.

De lo anterior se desprenden las biofrecuencias en Bioresonancia cuántica:

"SOMOS EL RESULTADO DE LO QUE PENSAMOS Y DE LO QUE SENTIMOS"

CONDICIONAMIENTO MENTAL:

"El comportamiento es un espejo en el que cada uno muestra su imagen".

Goethe

Son paquetes de información que se adquieren por la repetición hasta que se forman surcos en el cerebro.

Cada surco hace una interconexión para convertirse en los circuitos de memoria que se graban y dejan su mensaje impreso para actuar de forma automática.

La Arquitectura del edifico de nuestra conducta produce estos fenómenos:

Información: todo lo que nos rodea contiene información, para nuestros sentidos, y ahí comienzan los procesos cuánticos de acción.

Estimulo: es el producto de la información "educada", y que muchas veces nos hace tomar decisiones.

Estímulo Repetitivo: es repetir, varias veces, la misma información hasta que sea fijada en la mente.

Aprendizaje: es el mecanismo en donde se ha filtrado una información y ya se puede practicar sin más explicación.

Recuerdo: es el momento en el que los estímulos han procesado una información, y ésta se ha quedado guardada en una parte del cerebro, para ser utilizada u olvidada.

Memoria: es un proceso de fijación mental, en donde se ha filtrado perfectamente una información, por diversos mecanismos hasta quedar fija en la mente.

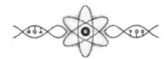

"Los juegos en los que participamos"
Erick Berne

Información	⟹	**Estímulo**
Estímulo repetitivo	⟹	**Aprendizaje**
Recuerdo	⟹	**MEMORIA**

Aprendiendo a salir del condicionamiento mental:

En mi vida he pasado por diversas etapas desde el cambio de usar la mano derecha para escribir, habiendo nacido zurdo, pasando por las dificultades lógicas de múltiples cambios que, han sido como cuando sales de tu zona conocida a algo desconocido.

La importancia de los procesos de cambio pasa por momentos de dudas en donde las inquietudes principales generan pequeñas crisis, porque al principio no sabes:

¿El por qué hacer los cambios? y ni siquiera, ¿sí estos cambios son necesarios?

Recuerdo momentos cuando tenía que estudiar y aprender materias que no me gustaban.

Porque sentía y creía que no podía con ellas como por ejemplo: las matemáticas, y sin embargo tenía que salir bien para avanzar al siguiente nivel.

Muchas veces algunas materias no las veía prácticas para aprender o entender, porque no coincidían con mis inquietudes internas.

Cuántas veces como estudiante me inquietaba el pensar que, las materias solo llenaban los programas escolares.

Pero no eran aplicables a mi práctica, ya que no iba a utilizar las "ecuaciones" en mi vocación de medicina clínica, o en la homeopatía,

Siempre he creído que, si algo no es práctico:

¿Cuál es el sentido de aprenderlo?

El tiempo me ha demostrado lo contrario, que ha sido aprender un poco de todo siempre, porque aun no siendo lo que yo considerase "práctico", ha sido indispensable para tener cultura, conocimiento y para poder tener por lo menos la información.

Es así como he aprendido a entender la flexibilidad para poder escuchar y observar a las personas y a sus diversas conductas, valorando así los distintos comportamientos.

No es fácil cambiar cuando tú piensas que haces las cosas bien.

Tal y como ves que los demás lo hacen o tal y como escuchaste que deberían de hacerse las cosas desde pequeño.

El único indicador que marca la diferencia se llama **"RESULTADOS"** este indicador en la vida me ha mostrado el camino para romper mis condicionamientos y ser flexible para cambiar.

Sabiendo de qué manera está hecho el condicionamiento de nuestra mente algo debemos aprender.

Reconociendo que todo es **energía e información codificada** por programas diseñados por una estructura dinámica del medio ambiente y las creencias creadoras del diseño de cada persona.

¿CÓMO SE PRODUCEN LOS CÓDIGOS?

La realidad "material" que percibimos podría ser una simple descodificación de información vibracional.

Matrix

Por un impacto emocional repetitivo que se graba a través de órdenes impresas en el subconsciente por medio de:

La voz.

Los sonidos.

Los sabores y las sensaciones.

O bien por medio de la seducción, en donde se realizan instalaciones sin que la voluntad pueda hacer algo para evitarlo.

Finalmente, por elección, es decir imitación para poder estar a "tono" con la tribu, familia, equipo o sistema de valoración.

La mente y sus procesos cuánticos:

Este gran trabajo que va más allá del tiempo y del espacio con la finalidad de llegar a una vida valiosa.

Es importante a nivel orgánico darnos cuenta de que cuando las células nerviosas están organizadas y conectadas dan resultados.

Nuestra vida responde a micro señales en fracciones de segundo que son cargas electromagnéticas dando luz u oscuridad a cada una de las respuestas que damos.

Por ejemplo:

Cuando estamos deseando un coche "Ferrari rojo", salimos a la calle y como coincidencia comenzamos a ver más autos de este tipo.

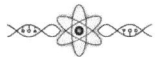

¿Te ha sucedido este fenómeno alguna vez?

¿Has pensado en algo o en alguien y te lo encuentras o aparece en tu vida?

La solución es que cuando tu estás enfocado en algo y tu sistema nervioso está alineado con objeto deseado, las cosas comienzan a suceder casualmente tal y como se describe en: "*LA LEY DE ATRACCIÓN*".

¿Cómo se imprimen los códigos mentales?

A través de interesantes mecanismos que he investigado y probado. Así tenemos:

Información: llevar a nuestra conciencia los datos, y procesarlos, de acuerdo con nuestra fuente interior.

Inspiración: comprender la información, y procesarla, con nuestros sentidos y convertirla en una fuerza, que nos impulse a hacer algo.

Acción: es comenzar a hacer algo, sea un plan, sea una decisión y hacerlo.

Emoción: es la maquinaria todo poderosa, que está en nuestro interior, y nos impulsa a lograr que la información, que nos inspiró, nos lleve al logro de nuestros más caros anhelos.

De esta forma podemos trabajar nuestros procesos cuánticos:

INFORMACIÓN ⟹ INSPIRACIÓN

INSPIRACIÓN ⟹ INFORMACIÓN

EMOCIÓN ⟹ ACCIÓN

"APRENDE A SER EL OBSERVADOR DE LO OBSERVADO"

El valor disparador de una sonrisa:

Te mantiene

Sano ⟹ Feliz ⟹ Contento

"*Porque al estar contento, te sientes feliz, y así es imposible que haya malestar*"

> **"Ser consciente de este poder es como ser un "cable con corriente". El Universo es capaz de conducir suficiente intensidad para responder a las situaciones de todas las personas. Cuando la mente individual conecta con la Mente Universal, recibe todo su poder".**
>
> **Charles Hoanel**

Procesos de trascendencia cuántica para el mejor funcionamiento.

Debemos saber, cómo hace nuestra mente sus mecanismos de cambio y esto lo logra por dos vías, ya sea desde adentro o desde los objetos externos, valorando por medio de los resultados que se obtienen:

Subconsciente al Consiente y de ahí al mundo visible u Objeto.

La mente consciente apoyada por la información del subconsciente para manifestarla en el mundo visible, así tenemos:

Consciente $\Longrightarrow$ **Subconsciente** $\Longrightarrow$ **Objeto**

Mundo Visible u Objeto: procesa la información en el subconsciente para analizar el objeto de acuerdo con su propio punto de vista "educado" y grabarlo en la conciencia como algo que tiene un nombre o etiqueta para corresponder al objeto visible. Así tenemos:

Objeto $\Longrightarrow$ **Subconsciente** $\Longrightarrow$ **Consciente**

Mecánica del proceso cuántico para fijar un recuerdo dentro de la memoria.

El código de transformación cuántica:

Se da en una cantidad de información suficiente para crear un impacto que sea fácil de recordar, creando un sentimiento que sea sellado como una **"MEMORIA"**.

Información: suficiente para hacer conexiones con nuestros sentidos a través de las conexiones nerviosas.

Por ejemplo: todo lo que vemos, oímos y tenemos sensaciones siempre nos da una información codificada, de acuerdo con el medio por el que estamos rodeados. (No es la misma información).

Recuerdo: encontrar un punto de referencia que sea suficiente para mantener un estado fijo en la mente.

Experiencia: mecanismo de validación de la información. Es decir, saber cómo son cada una de las cosas que tenemos en nuestras manos, en nuestro ambiente, y que las hemos podido comprobar por nosotros mismos.

Sentimiento: emoción suficiente hecha por la repetición e impacto emocional suficiente.

Memoria: estado fijo al que se llega por el proceso concluido de unión de mente y cuerpo.

El 90-95% de nuestros hábitos están memorizados a partir de los 30-35 años y es cuando decidimos pasar del pensar al sentir y actuar.

El código de transformación cuántica:

NUESTRO TRABAJO ES LIMPIAR MEMORIAS.

CEREBRO Y CONDUCTA SON:

MEMORIAS, REGISTROS Y ARCHIVOS ALMACENADOS QUE HAY QUE LIMPIAR Y BORRAR PARA TENER CAMBIOS PROFUNDOS.

Toda memoria es un hecho pasado:

Nuestra vida tiene registros guardados como un baúl lleno de recuerdos en donde anidan las primeras experiencias que marcaron nuestra existencia.

¿CÓMO EMPIEZO A LIMPIAR MEMORIAS?

Aprendiendo a limpiar y vaciar, la sobrecarga mental y emocional del contenido negativo, que ha dejado sus huellas e impresiones, en la mente de cada uno de nosotros.

Conociendo el proceso cuántico para fijar un recuerdo dentro de una memoria a través de cinco pasos:

Información: llega a nuestra mente cuando leemos algo, nos enteramos de algo que nos llama la atención, y comenzamos a indagar, ¿qué es eso?

Memoria: surge en nuestra mente la referencia de aquello que nos llamó la atención y lo comenzamos a asociar.

Recuerdo: es el recuerdo de nuestra mente con algo que esta archivado dentro de algún espacio dentro de nuestra mente.

Experiencia: es el recurso de nuestro cerebro y mente para darle nombre al objeto de nuestro recuerdo.

Sentimiento: es el conjunto de sensaciones experimentadas que están grabadas y que pueden vivir por toda la vida, a no ser que se tome conciencia y se haga el cambio y la liberación de ese tipo específico de sentimiento.

Proceso cuántico para fijar un recuerdo dentro de la memoria

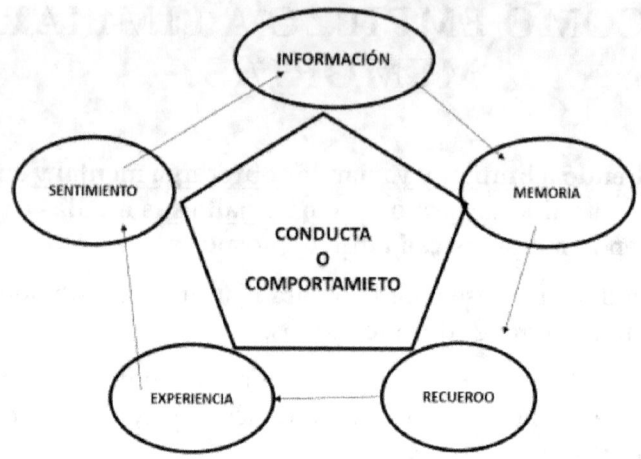

Aún recuerdo una de mis vivencias de mi infancia.

En cada momento e instante se va aprendiendo. Con los juegos y juguetes que producen diversas sensaciones.

Recuerdo que tenía un osito amarillo de felpa y que con su tersura y suavidad me dormía con él.

Mi madre me mecía con dulces cantos y mientras iba cerrando mis ojos recuerdo sus delicadas palabras, que susurraban a mis oídos diciéndome:

"Eres el rey de la casa y serás un hombre de bien".

Curiosamente al no estar mi madre conmigo, el sentir de hacer el bien me da la fuerza para ser el rey de mi vida y estar en donde amo sentir que doy lo mejor de mí.

Cuando me siento entendido y apreciado es cuando estoy en ese reino que, desde mi infancia guardo.

Además, el osito lo abrazo en mi mente porque, aunque por mi edad y mis diversas vivencias no lo tengo a mi lado, lo llevo conmigo. Su color amarillo y su delicioso aroma de niñez me acompaña siempre, más allá del tiempo y la distancia.

Por tan bellos recuerdos de mi infancia estoy agradecido, porque me siento bendecido por toda la gente que he conocido y los cientos de experiencias que he vivido.

"Nacimos bendecidos para bendecir"

Laín

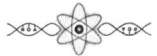

VACIAR EL CONTENIDO Y DEJAR EL PESO DE LA MOCHILA DEL PASADO.

DISEÑO DE TRANFORMACIÓN.

(Procesos de trascendencia cuántica y funcionamiento).

Nuestra vida está constituida por esferas de información en donde se juegan papeles importantes para diversos aspectos de nuestra vida.

Así tenemos la idea asociada al sonido tal y como sucedió cuando éramos bebés en nuestros primeros días de vida, dejando imágenes y sensaciones que se imprimen y se graban prácticamente para toda la vida.

Vivimos motivados por la información del ambiente, **los seres humanos aprendemos e imprimimos lo que comprendemos**; a través de los resultados y las experiencias.

Lo que **"comprendemos"** es a través de la cultura o ignorancia de nuestro entorno que se convierte en nuestro marco de referencia o en **nuestras "creencias"**.

Cuando nuestras creencias se amplifican sin ser procesadas por el juicio se convierten en estímulos que pueden ser positivos o negativos.

Los traumas están en nuestra base de datos e información y dejarán en nuestra vida un código de referencia, que va a ser la causa de **"conflictos"**, ya que si no sabemos detectarlos en el futuro se convertirán en patologías o enfermedades por no saber reconocer estos "códigos de referencia".

Esto me recuerda cuando estaba un día revisando mi correo elec-

trónico y vi que tenía 93920 correos en mi bandeja de entrada y vaya sorpresa más grande. Comencé a ver ¿el porqué de tantos correos?

Pensé serán anuncios basura no deseados o SPAM, no fue así, porque comencé a indagar. ¿Qué pasaba?

Me fui hasta el final de los correos recibidos y me encontré con mensajes desde el año 2005 en donde había muchos mensajes de presentaciones en PowerPoint de amigos y conocidos, después de una infinidad de películas cortas de saludos afectuosos.

Esto hizo que me llenara de emociones encontradas.

Siempre que me acuerdo de aquellos grandes momentos del ayer, se me hace un "nudo en la garganta".

Porque esto fue mi pasado, con todo tipo de noticias; momentos de alegrías, triunfos e infortunios que dejaron una huella en mi vida.

Toda esta serie de mensajes están en mi memoria.

Desde el primer viaje a Europa de mi padre con mi hijo a conocer a mi futura esposa y a su familia en Cataluña; o aquellos momentos de la muerte de mi padre, en fin, una gama de momentos que han formado mis recuerdos.

Como mis viajes a retiros de meditación en la India hasta la limpieza de registros en un viaje por Pearl Harbor en Hawái, donde encontré los honores a un soldado desconocido con mi nombre y apellido.

Revisando cada momento de mi vida, he aprendido que todo está ligado a mi memoria y que hay que limpiar mi bandeja de recuerdos y llenarme del vacío cuántico de la valentía de la incertidumbre del futuro.

Así como, es necesario vaciar y limpiar nuestra bandeja de correos también necesitamos empezar a limpiar nuestro pasado para vivir el presente y como consecuencia crear un nuevo momento en nuestra vida.

La reflexión que he aprendido a valorar es:

¿De qué información, ideas y pensamientos tengo que ser consciente?

"El aprendizaje se compone de un recuerdo de información que viene en el alma del ser humano desde hace varias generaciones"

Sócrates

Coplas de Jorge Manrique
a la muerte de su padre

Recuerde el alma dormida,

avive el seso y despierte

contemplando

cómo se pasa la vida,

cómo se viene la muerte

tan callando;

cuán presto se va el placer;

cómo después de acordado

da dolor;

cómo a nuestro parecer

cualquiera tiempo pasado

fue mejor.

¿Sabéis la diferencia entre un recuerdo y una memoria?

El recuerdo es una impresión pasajera que tiene menor impacto emocional y que es más fácil de olvidar.

La memoria es el impacto emocional que se ha quedado impreso y en el que se han involucrado más sentidos o sensaciones en nuestra vida y que por lo tanto es más difícil de olvidar.

Una memoria es un registro que debemos aprender a tener el valor de borrarla sino es necesaria o reforzarla si deseamos tener un apoyo de algo que sea valioso.

En la física cuántica los elementos de una memoria son tiempo, espacio, sentir, sentimiento, forma e imagen, para tener la manera correcta de procesar la información codificada para hacer nuestros procesos de cambio.

Unas líneas de pensamiento que aprendí y que utilizo para apoyar esta limpieza son:

"YO SOY REGISTRO Y MEMORIA DE TODAS MIS VIDAS PASADAS".

"En este presente, YO DECRETO, que todo registro y memoria que no sirva para mi bien más elevado sea cortado de raíz en este momento e instante presente, borrándose desde su inicio y que YO quede liberado para siempre.

Capítulo 5

CONEXIÓN MENTE-CUERPO

¿Cómo son los procesos cuánticos de comunicación mental?

¿DE QUÉ ESTÁ HECHA LA MENTE?

LA MENTE DISEÑADA POR DOS PARTES:

1. **FÍSICA: QUE TIENE QUE VER CON EL COMPORTA- MIENTO.**

   Esto es la ingeniería de la conducta.

2. **PSICOLÓGICA: QUE ESTÁ REPRESENTADA POR EL COMPORTAMIENTO.**

   Esto es la arquitectura del diseño.

La mente y su funcionamiento interno:

Está hecha de infinidad de procesos internos y mecanismos que nos relacionan con nosotros mismos, con las demás personas y con el medio ambiente.

Nuestra mente tiene la habilidad y el poder interior que nos dan la capacidad de almacenar, retener y recuperar recuerdos de la vida diaria.

También es la que nos permite analizar y elegir las opciones que más nos convengan, el ser humano es como un procesador activo, ya que por medio de los sentidos recogemos diferentes estímulos externos que se transforman en mensajes para nuestro cerebro y por último los guardamos en nuestra memoria.

La mente nos capacita y relaciona con el medio ambiente a partir de los cinco sentidos desde donde se pueden detectar los diferentes estímulos y sensaciones para calificarlas y para darles un nombre de acuerdo con la información que tenemos y de ese momento dependerá la respuesta que demos en el futuro al estímulo que estemos recibiendo.

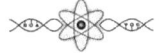

"¿QUÉ ES PARA TI, TU MENTE?"... ¡PIÉNSALO!

Nosotros somos el polvo de las estrellas, llenos de una composición electromagnética, armonizada por la conciencia en acción coherente, de acuerdo con las propias conclusiones individualizadas.

Ocupadas por el pensamiento, el sentimiento y la acción dinámica dando como resultado, la imagen y semejanza de lo Divino en la tierra.

¿Qué es "real"?

¿Cómo defines "real?

Si hablas de lo que puedes sentir, lo que puedes oler, probar y ver, lo "real" es información procesada que activa impulsos eléctricos específicos que tu cerebro interpreta.

La mente está diseñada para procesos o acciones apoyados con sonidos, imágenes, colores, olores y sensaciones que crean patrones y modelaje de conexiones nerviosas que unidas a un impacto emocional crean una conducta.

Un tema tan interesante, basto y complejo por su simplicidad, que es fascinante en mi vida y mi experiencia en el tema.

Para mí la mente no solo es proceso bilógico, sino que son diversos enlaces cuánticos compuestos por procesos invisibles estratégicamente unidos por la información y experiencia.

He comprobado que la mente no solo radica en el cerebro con sus bandas y circuitos eléctricos de los estudios en el campo de la medicina, sino que es el resultado de procesos mentales íntimamente conectados.

Todos estamos internamente ligados por una sutil conexión alineada a una fuente de poder magistralmente diseñada por

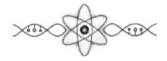

algo Superior Llamado Dios (por darle un nombre a la Divinidad) que actúa en perfección en todo y en todos siempre.

Baba Muktananda en la india enseña:

"La mente descansa en el corazón"

El momento en el que estás pasando por ansiedad y deseas tranquilizarte, solo el hecho de observar la respiración, tu mente se calma.

¿QUÉ ES LO QUE HACE QUE NUESTRA MENTALIDAD SEA NUESTRA MENTE?

LOS MENSAJES, IDEAS Y GRABACIONES QUE ESTÁN EN EL SUBCONSCIENTE:

He dibujado una forma circular como la eternidad en su interior y he puesto lo que para mí es la mente y su sentido:

INTELIGENCIA PERFECTA

CAUSA PERFECTA

CONSCIENCIA CORRECTA

RAZÓN CORRECTA

COMPRENSIÓN

VERDAD

VOLUNTAD

AMOR

ATENCIÓN

LENGUAJE

LA APLICACIÓN DE PROCESOS DE LA MENTE:

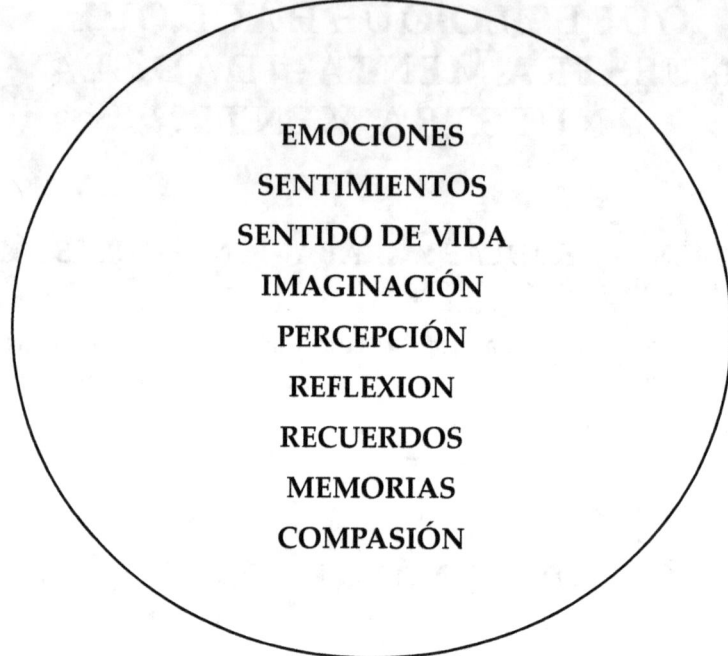

EMOCIONES
SENTIMIENTOS
SENTIDO DE VIDA
IMAGINACIÓN
PERCEPCIÓN
REFLEXION
RECUERDOS
MEMORIAS
COMPASIÓN

"Vive en autoestima y serás feliz"
"Vive en armonía y serás rico"
Dr. Joel Rugerio Cano

MECÁNICA CUÁNTICA DE LA MENTE Y SUS PROCESOS

"La energía de la mente es la esencia de la vida"
Aristóteles

Esto es una exposición acerca de la mente humana:

¿Qué es y cómo funciona LA MENTE?

La mente es la habilidad de almacenar, retener y recuperar recuerdos de la vida diaria.

También es la que nos permite analizar y elegir las opciones que más nos convienen.

Información Codificada:

Afinando los procesos mentales.

"Solo se ve bien con el corazón porque lo esencial es invisible a los ojos"
Antoine de Saint-Exupéry, El Principito.

El concepto de que el proceso mental está formado por tres fases, pasos o partes secuenciales, es muy ilustrativo de la forma en que trabaja la mente.

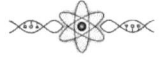

En 1982 encontré el método de **W. W. Walter** y durante 13 años de mi vida trabajé en el desarrollo, estudio, aprendizaje y práctica de la metafísica aplicada al sentido común y su práctica para la vida diaria.

Fueron los años de mayor bendición en mi vida porque descubrí la unión de la mente con la salud, riqueza y desarrollo de la conciencia como nunca antes lo había visto.

Aprendí que la vida es científica porque tiene:

Principios, leyes funcionando siempre en armonía y orden para corresponder a la causa universal de todo el bien que hay en el universo.

PRINCIPIOS DE LA MENTE.

La Armonía: es mi principio básico fundamental que hace que todo funcione para el bien y la perfección.

El Deseo: es el principio que activa o motiva mi mente.

Leyes de la MENTE:

LEY DE CAUSA Y EFECTO:

"Por cada objeto visible hay una causa mental invisible".

Todo lo que vemos corresponde a una causa mental invisible, para corresponder. Por ejemplo, una casa, debe tener ciertas características, que la hagan diferente, y eso es el modelado de la mente, de tal manera que no hay dos casas exactamente iguales, porque no hay dos mentes que tengan las mismas precisiones, cada una diseña las mismas características, solo con detalles que las distinguen.

LEY DE LA INDIVIDUALIDAD:

"La vida es individual y nadie puede pensar ni sentir por ti mismo".

Cada uno de nosotros piensa, siente y actúa por sí mismo, aunque, sus actividades sean semejantes, la forma de obtener resultados es diferente, porque, cada uno procesa de forma diferente, de acuerdo a la información que tiene de un mismo punto en articular.

LEY DE PROGRESIÓN:

Toda la vida se desarrolla en forma progresiva constantemente.

Nada en el Universo Cuántico es estático, todo está en constante movimiento, y siempre es para evolucionar, siempre hay un despertar, que nos lleva al progreso.

LEY DE LA PROPORCIÓN:

La exacta proporción en la que mantienes un pensamiento en la mentalidad será incorporado en tu mundo visible, se requiere el 51% para incorporar el pensamiento.

Todos los resultados que obtenemos en la vida están a nuestro alcance, solo dependen de un cambio, de un "giro cuántico". Para obtener algo en la vida con solo pensarlo, se activa el deseo, y es la intensidad para mantenerse enfocado, lo que ha de lograr nuestros objetivos, es un solo pensamiento lleno de sentimiento lo que marca la diferencia.

LEY DE LA IMPORTUNIDAD:

Se requiere insistencia y persistencia hasta que la mente sale del error.

La vida está diseñada para darnos todo, solo que a veces, no sabemos cómo pedir, eso es lo que marca la diferencia.

Tenemos un ejemplo de importunidad en la Biblia:

Lucas 11:5-13.

⁵ Díjoles también: ¿quién de vosotros tendrá un amigo, e irá a él a media noche, y le dirá: amigo, préstame tres panes,

⁶ porque un amigo mío ha venido a mí de camino, y no tengo que ponerle delante;

⁷ y el de dentro respondiendo, dijere: No me seas molesto; la puerta está ya cerrada, y mis niños están conmigo en cama; ¿no puedo levantarme y darte?

⁸ Os digo, que, aunque no se levante a darle por ser su amigo, cierto por su importunidad se levantará, y le dará todo lo que habrá menester.

⁹ Y yo os digo: Pedid, y se os dará; buscad, y hallaréis; llamad, y os será abierto.

¹⁰ Porque todo aquel que pide, recibe; y el que busca, halla; y al que llama, se le abre.

Principios cuánticos de la metafísica aplicada.

Mi Naturaleza es mental.

En este universo todo es mental y por ello la física cuántica es la unión de los dos universos paralelos, el invisible de la mente y el infinitamente visible o cuántico.

Mi Sustancia es la verdad.

Estamos en nuestro interior hechos desde la verdad más noble de la vida misma y en eso consiste cada día, cada instante, en un dulce despertar, a las bendiciones de la vida a través, de la respiración e inspiración.

Mi Calidad es el bien.

Todos somos buenos, por definición, somos hijos del bien y estamos en esta vida para disfrutar de todo el bien que hay.

Mi Cantidad es la perfección.

114

Las mejores cosas de la vida son las de más valor, las que más cuestan, eso es la cantidad de belleza, placer y bondad de la vida para todos nosotros, solo que **"HAY QUE PAGAR EL PRECIO"**, y eso es lo que hace que cualquier deseo se realice por el hecho de darle valor a lo que se está proyectando.

Mi Actualidad es La juventud eternamente vigorosa. "Aquí y Ahora".

Puesto que vivimos, respiramos y pensamos, es el presente y nadie lo puede evitar, mantenerse joven, es saber estar manteniéndose en el momento presente, siempre, **"Cada pensamiento y sentimiento, del pasado, nos roba la juventud"** ... ¡PIÉNSALO!

Mi Propósito es desarrollar la conciencia del Ser, es decir la Eternidad.

Nuestra llegada a la vida es para un único propósito, desarrollar más el conocimiento de nosotros mismos, de la vida y de Dios.

Cuánticamente es posible, si reconocemos nuestro origen podremos saber el final de nuestra vida.

> *"Mi naturaleza mental contiene la verdad, para sentir que soy la causa buena para mí mismo, desarrollando la perfección aquí y ahora".*
>
> *Dr. Joel Rugerio Cano*

La mente procesa en códigos ternarios: (tres elementos de acción interactiva).

La mente o la consciencia integral, actúa de manera automática, por procesos internos de tres elementos intercomunicados, para conocerlos hay que saber diferenciarlos y de esta forma saber utilizarlos de manera correcta.

Existen dos procesos ternarios mentales:

a. De dentro a fuera.

Trabajando como la causa generadora, de los procesos de sí misma, para lograr un objetivo, satisfacer un deseo o corregir un error.

Mente:

Está en la primera posición actuando, para poner en acción el deseo o idea para trabajar la causa buena para sí misma.

La mente se fusiona con el deseo y toma la información que conoce para llegar a la manifestación de aquello que quiere manifestar.

Pensamiento:

Está en la segunda posición y es la manera de razonar de forma lógica deductiva, donde utiliza el sentido común para la solución de verdad que se desconoce y llegar a conclusiones.

Entendimiento:

Es la tercera posición a la que se llega por la comprensión del proceso generativo de la mente a través de haber hecho el trabajo correcto.

Es el estado en donde aparecen siempre: la convicción, la conclusión o el resultado del diseño de la mente con sus detalles afinados por el pensamiento.

b.De fuera a dentro.

Nuestros sentidos toman la información para analizarlos, darles nombre y forma a los objetos percibidos.

Esto es aplicable en física cuántica a la ley del espejo y su reflejo en nuestros procesos de cambio.

Esta es la clave del porqué una pizarra de sueños no se cumple.

Sencillamente porque la información no está bien procesada, a la imagen que estás viendo le faltan datos creíbles para la mentalidad individual.

Ya que la mente funciona cuánticamente como un ordenador preciso, cuando carece de precisión, sus resultados no llegan a cumplirse porque no corresponden con el modelo de la pizarra.

PERCEPCIÓN:

Estado en donde lo observado se procesa, se toma su información, se analiza para darle forma y llegar a la lógica deductiva para corresponder con el deseo de la mente.

Para comprender mejor este proceso de desarrollo mental, tomaremos como ejemplo el desarrollo de nuestros sentidos de la compresión del mundo objetivo.

Es el estado infantil de la vida, de la consciencia en desarrollo, tal y como sucede antes del nacimiento y en nuestra vida de adultos que, vive estos mismos tipos de etapas para corresponder.

Así tenemos:

Oído: nuestro primer sentido perceptivo en donde se halla "el grito primario", donde la sensibilidad de nosotros mismos y del medio están en interacción con la información del medio ambiente.

Vista: la información toma forma, color y tamaño.

Tacto: los objetos y personas tienen textura y temperatura.

APREHENSIÓN:

Sabor: se desarrolla la diferenciación de lo dulce, salado y amargo.

¿Cuántas veces en la vida adulta se vive con amargura en vez de dulzura?

Es por no saber hacer los procesos del sabor de la vida adecuadamente.

Olor: la diferenciación de aromas y sensaciones.

Razonar o diferenciar la información procesada: aunque no parezca ser un sentido, la realidad cuántica nos muestra su acción en el desarrollo de lógica deductiva y los distintos grados de manifestación de la inteligencia.

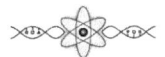

COMPRENSIÓN:

La mente llega a los acabados del proceso porque los ha entendido y ya conoce el correcto funcionamiento del deseo para sí misma.

¡Qué gran valor tiene la vida! ya que desde antes de nacer y durante todas nuestras etapas de desarrollo estamos haciendo estos procesos con la información que tenemos.

Desde bebés nuestros ojos se quedan mirando fijamente los objetos y automáticamente los acercamos a nuestra boca.

Simultáneamente los objetos se ven, se tocan, se huelen y con el nombre que nos dan dejamos la información como algo fijo.

Este es el momento en donde muchas creencias se fijan para corresponder con la información "educada".

Cuantas creencias ancladas en nuestra mente basadas en el impacto emocional con el que nos mostraron el mundo.

Por ejemplo, nuestros padres decían:

"Si te mojas te vas a resfriar".

y ¿qué sucedía?

"Resfriado".

Así cada vez que hay un resfriado, se da valor a las causas externas.

El grave engaño está aquí, ya que si al mojarse cuando llueve nos da un resfriado, habría una epidemia de resfriados por lluvia.

"Siempre eres y serás la causa buena para ti mismo"

Dr. Joel Rugerio Cano

¿CÓMO INFLUYE EL MEDIO AMBIENTE EN NUESTRA MENTE?

El ser humano es como un procesador activo ya que por medio de los sentidos recogemos diferentes estímulos externos que se transforman en mensajes para nuestro cerebro y por último los almacenamos en nuestra memoria.

El ser humano establece el primer contacto con su entorno a partir de los sentidos.

Los sentidos pueden detectar los diferentes estímulos del medio en donde se encuentren.

El medio ambiente y los mecanismos de curación cuántica:

Son las formas precisas usadas en nuestra vida diaria para enfrentarnos con procesos de bienestar o enfermedad.

El ser humano está formado por:

80% ENTORNO.

15% EMOCIONES.

5% CUERPO FISICO.

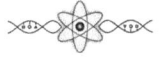

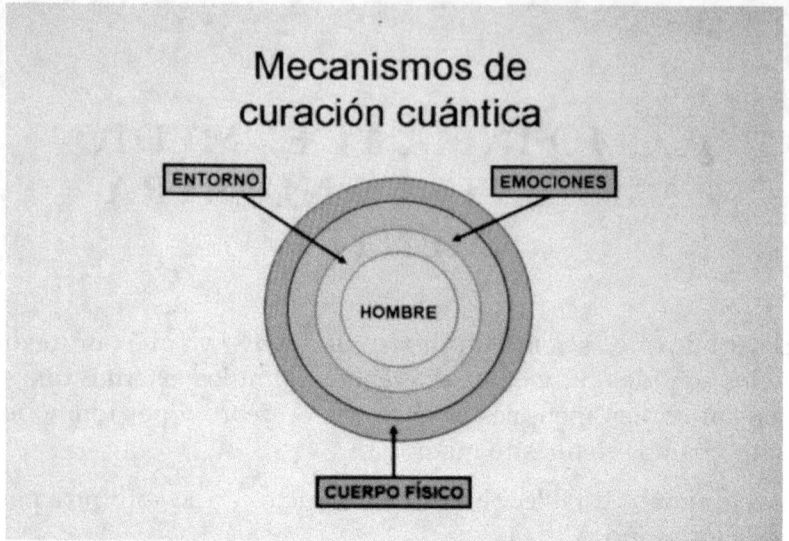

ENTORNO: padres, familia, país, religión, filosofía, amigos, estudios, aficiones.

EMOCIONES: he investigado de qué está hecha esta parte de nuestra vida porque es el aroma mental que a diario nos acompaña.

Sensaciones Educadas:

El Miedo se educa con **Valor**.

La Fobia se transforma con **Amor**.

La Enfermedad se corrige con un alto sentido de **Bienestar**.

La Soledad se sana con un amplio sentido de **Acompañamiento**.

La Culpa: se libera con la corrección de la **Responsabilidad**.

La Tristeza: se sana con el bálsamo sanador de la **Alegría**.

Los recuerdos: han de ser educados rememorando los aprendizajes de cada vivencia o experiencia.

Cada recuerdo está conformado por paquetes de información, en donde se han impreso pequeñas placas de frecuencias, sonidos y vibración que contienen imágenes, colores, emociones y acciones que han dejado un mensaje en el cerebro.

Las Memorias se educan siendo conscientes del cambio que deseamos producir.

Nuestra decisión es limpiar los recuerdos y emociones que están anclados por grabaciones en el inconsciente.

Las Programaciones deben educarse con nuevos programas que tengan claves de acceso para romper los patrones y automatismos que nos mantienen anclados al pasado de insatisfacción.

CUERPO FÍSICO: la naturaleza organizada por células, nervios, músculos, órganos, aparatos y sistemas.

¿Cómo almacena la información del tacto nuestra mente?

La información que detectamos es cualquier forma de energía a la que podamos responder. Los objetos del exterior emiten energía la cual es detectada por los sentidos y la mente refleja una pronta respuesta a este estímulo.

¿Qué son los reflejos o percepción?

Son ilusiones creadas por nuestras alucinaciones. En nuestras mentes se encuentran dando realidad a estímulos, como por ejemplo, ver que las vías del tren se juntan o que el sol se oculta para no salir, etc.

Puede definirse como un proceso cognitivo a través del cual obtenemos datos del exterior. A esto se le considera percepción y la respuesta a ese estímulo es el reflejo que se puede catalogar como voluntario e involuntario.

El reflejo voluntario es aquel con el que nosotros tenemos conciencia de la respuesta al estímulo percibido.

Y el reflejo involuntario es la respuesta pronta que damos al estímulo proporcionado y es aquel en que el cerebro decide dar la respuesta (es más rápido que el reflejo voluntario).

La percepción con la que obtenemos la información está basada en un doble proceso, externo e interno.

Entre los aspectos externos podemos señalar: la posición del estímulo respecto a su intensidad, tamaño, color, luminosidad y movimiento.

Entre los factores internos se puede destacar: el Sistema Nervioso, capacidad de reflejos y el estado del cuerpo.

¡Atención! cuando percibimos los datos, se combinan en los estímulos que resultan engañosos.

Lo característico de las ilusiones es que siempre tienen un objeto real como punto de referencia, se percibe de un modo deformado, a lo que se conoce como engaño mental.

Las alucinaciones se presentan cuando el sujeto percibe algo que no existe en la realidad.

Puede deberse a muchas razones: a la falta de sueño, al estrés, a alguna enfermad, a ciertas drogas.

Los procesos de recuperación cuántica son ajustes en el sistema informatizado de nuestra mente.

Necesitamos hacer un buen proceso de cambio en emociones, alimentación y sanar nuestras relaciones ganando así autoestima.

Capítulo 6

COMUNICACIÓN CEREBRO-MENTE

¿Te gustaría conocer las herramientas de conexión cuántica para inter-actuar en tu mundo?

Todos estamos interconectados cuánticamente unos y otros sin importar el tiempo ni la distancia.

El mundo de las relaciones es un reflejo del estado mental, de la historia individual y de cada uno de los momentos en los que nuestra vida se encuentre.

No estamos separados unos de otros, aunque materialmente lo parezca, pero el material neuro-biológico del que tú y yo estamos hechos, es el mismo.

El lugar en donde convivimos, aparentemente está separado por fronteras y territorios, raza, sexo o filosofía.

La realidad cuántica es que no hay nada que separe:

"El precepto bíblico: lo que Dios une que no lo separe el hombre".

Metafísicamente no es solo el matrimonio sino la gran unión que todos tenemos, solo que nuestro campo de tercera dimensión convive con las apariencias.

¿De qué están hechos los mecanismos del cerebro y su conexión con la mente?

NUESTRA MENTE HUMANA ESTA COMPUESTA POR REDES NEURONALES QUE SE VAN CREANDO CONFORME ESTAMOS EN CONTACTO CON UNA DETERMINADA REALIDAD.

Y ES ASÍ COMO CREAMOS Y CONSTRUIMOS UNA EXPERIENCIA.

A PARTIR DE LA SENSACIONES, PERCEPCIONES ALAMACENADAS Y EXPERIMENTADAS DEL SUJETO CON UN OBJETO.

HACIENDO POSIBLE TODAS NUESTRAS VIVENCIAS, LAS CUALES VAMOS ALMACENANDO. **Y ES ASÍ COMO VAMOS DANDO FORMA A REDES Y CIRCUITOS DE MEMORIA, QUE PUEDEN PERMANECER CODIFICADOS TODA LA VIDA O BIEN:** *"LOS PODEMOS MODIFICAR CON UNA BUENA TOMA DE CONSCIENCIA".*

COMPONENTES FÍSICOS DE LA MENTE:

Nuestra mente tiene componentes básicos para la vida y para la convivencia que nunca actúan separados. Siempre tienen sus mecanismos unidos, que debemos conocer para vivir mejor y estar más conscientes del campo cuántico, así como de nuestras emociones.

TRES CEREBROS:

*Cuando el cerebro toma el mando nace una nueva era. Surge una **nueva forma de hacer** las cosas, una nueva **forma de decidir, una nueva forma de ser.***

- El **"cerebro triuno"** es un modelo propuesto por Paul MacLean donde plantea que estos tres sistemas que conforman un todo están interconectados, pero que al mismo tiempo son capaces de operar independientemente, ya que cada uno tiene una inteligencia especial, así como sus otras funciones. Estas tres estructuras son física y químicamente diferentes.

- Estos tres cerebros difieren en estructura, composición química, lo que según MacLean nos obliga a **mirar al mundo con los ojos de tres mentalidades diferentes**. (Ferguson, 2006).

- Fundido en una sola estructura, nuestro sistema nervioso central alberga tres cerebros.

CEREBRO REPTILIANO:

Es la zona más antigua. Su nombre alude al parecido con el cerebro de los reptiles. Se desarrolló hace unos 500 millones de años.

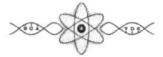

Estructuras:

Está conformado por:

- Ganglios basales.
- Tallo cerebral.
- Sistema reticular: responsable de la conducta programada, como:
- Preservación de la especie.
- Cambios fisiológicos necesarios para la sobrevivencia.
- Control de la vida instintiva.

Está diseñado para manejar la supervivencia desde un sistema binario:

- Huir o pelear.
- Tiene el control de la vida instintiva.
- Se encarga de autorregular el organismo. Este cerebro no está con capacidad de pensar, ni de sentir; su función es la de actuar.

Se trata de un tipo de conducta programada y poderosa, muy resistente al cambio.

- Se encarga de anidarse o aparearse.
- Es el impulso por la supervivencia: comer, beber.
- Regulación de la temperatura corporal: instinto sexual.
- Territorialidad.
- Necesidad de cobijo, de protección.

Procesa las experiencias primarias, no verbales y se caracteriza por la acción, aceptación o rechazo, hacer y actuar.

¿Qué controla?

El Sistema Básico o Reptiliano controla:

- Respiración.
- Ritmo cardiaco.
- Presión sanguínea.

- Colabora en la continua expansión y contracción de nuestros músculos.
- Está constituido por seis estructuras:
- El tálamo (placer-dolor).
- La amígdala (nutrición, oralidad, protección y hostilidad).
- El hipotálamo (cuidado de los otros).
- Los bulbos olfatorios.
- La región septal (sexualidad).
- El hipocampo (memoria de largo plazo).
- Aquí subyacen deseos y sentimientos, proporciona el afecto que los mamíferos necesitan para sobrevivir, por tanto, se introducen los sentimientos.
- Está relacionado **con los poros de la piel**, los cuales son como una especie **de interfase** que poseemos con el mundo externo.
- Permite con rapidez la **adaptación** por medio de **respuestas elementales** poco complicadas emocional o intelectualmente.
- Esta conducta no está en las consideraciones de las experiencias previas ni en los efectos a medio o largo plazo.
- Es una herencia de los **períodos**, cuando la supervivencia era lo esencial.
- Sustenta una parte de la **mente subconsciente**, donde se graba y aloja el **trauma psicológico**, que determina la mayoría de **los miedos y fobias**, que conforman **la mente reactiva**, la cual, en algunas ocasiones, lleva al ser humano a comportarse como un **animal salvaje**.
- Controla los principales **impulsos no conscientes**.
- Decisiones que permiten al organismo asegurarse de un funcionamiento armonioso y una buena a**daptación al entorno**.
- Conjunto de reguladores preprogramados que preservan **el equilibrio biológico** sin que tengamos que preocuparnos por la **buena marcha de nuestro organismo**.
- El cerebro reptiliano basa sus reacciones **en lo conocido** y no es proclive **a ningún tipo de innovación**.
- El cerebro reptiliano dirige nuestra **maquinaria habitual**, dificultando cualquier cambio.

- Con su constante **movimiento retrógrado**, es el responsable de conductas aparentemente **irracionales** que los científicos habían atribuido injustamente a nuestro cerebro límbico por ser la sede de las emociones. Parte de nuestra insensatez la causan el **instinto** o el **hábito**. (Ferguson, 2006).

- La compra de productos y servicios como seguros, o alarmas cuya demanda crece cuando existe una **sensación de inseguridad**, tiene su base en **el cerebro reptiliano**.

CEREBRO LÍMBICO.

Al **sistema límbico** se lo conoce como el cerebro emocional.

Este cerebro se empieza a desarrollar incipientemente en las aves y totalmente en los mamíferos. Le proporciona al mamífero un **desarrollo sentimental** lo que les permite establecer **relaciones de mayor fidelidad** que los reptiles.

Las necesidades relacionadas con emociones, como el amor, el reconocimiento de los demás o la pertenencia a un grupo social tienen origen en el **Sistema Límbico**.

- **Emocionalidad.**

- **Motivación.**

Proceso de aprendizaje:

- **Memoria** (que implica un alto contenido afectivo).
  Otorga a la información derivada del mundo exterior e interior el **significado emocional**.

- El Sistema Límbico está asociado a la capacidad de **sentir y desear**.
  En este sistema se dan procesos emocionales y estados de calidez, amor, gozo, depresión, odio, etc. y procesos que tienen que ver con nuestras **motivaciones básicas**.

Esta parte es capaz de poner el **pasado** en el presente (presente + pasado) y por tanto se produce aprendizaje y se activa cuando nos **emocionamos**.

Esta zona del cerebro tiene una modalidad de funcionamiento no consciente.

- **Capacidad de dejarnos afectar por algo o alguien**. Proporciona el afecto que los mamíferos necesitan para sobrevivir, por tanto, se introducen los **sentimientos**: dar o recibir afecto, recibir atención, consideración, escucha, compasión, ternura, empatía.

  Este cerebro se empieza a desarrollar incipientemente en las aves y totalmente en los mamíferos.

  Se caracteriza por estar dotado por un Sistema Límbico, físicamente ubicado encima del reptil.

  Permite desarrollar un estado sentimental, por lo tanto, puede establecer relaciones de mayor fidelidad entre los mismos mamíferos.

  Este parte del cerebro es la que permite sentir.

  Su carácter más específico desde el punto de vista temporal es la capacidad de poner el pasado en el presente (aprender, memoria).

  Puede ser considerado como el cerebro afectivo. El desbalance de este sistema conduce a estados agresivos, depresiones severas y pérdida de la memoria, entre otras enfermedades.

Funciones:

- En la zona límbica del cerebro existe la capacidad de sentir, pues de los tres es el que más se deja afectar por los demás y por el entorno.

- Quienes más padecen de la zona límbica, son incapaces de dejarse afectar por el entorno, ya que se alteran demasiado a través de la realidad que perciben, por la nariz, la boca y los genitales.

¿Qué controla?

Su función principal es la de controlar la vida emotiva, lo cual incluye:

- Sentimientos.
- Regulación endocrina.
- Dolor.
- Placer.

CEREBRO NEUROCORTEX.

El córtex o cerebro pensante, denominado también neocórtex, es el resultado más reciente de la evolución del cerebro (tiene menos de 4.000.000 de años).

El córtex cerebral es la s**ede del pensamiento y de las funciones cognitivas más elevadas**, como el razonamiento abstracto y el lenguaje.

Está dividido en los **dos hemisferios cerebrales** que, están conectados por una gran estructura de aproximadamente **300 millones de fibras nerviosa**s, que es el **cuerpo calloso**. Contiene los centros que **interpretan y comprenden** lo que percibimos a través de los sentidos.

- El Sistema Neocórtex es el lugar donde se llevan a cabo los procesos intelectuales superiores.

- Está estructurado por el hemisferio izquierdo asociado a procesos de razonamiento lógico, funciones de análisis, síntesis y descomposición de un todo en la suma de sus partes.

- El hemisferio derecho, en procesos asociativos, imaginativos y creativos.

- La ciencia ha demostrado la relación directa entre el desarrollo de la corteza cerebral y el desarrollo social.

- Estas áreas constituyen la "capa" neuronal que recubre los lóbulos prefrontales y, en especial la zona frontal.

Características:

- Hay dos características básicas de la neocorteza. Estas son:
- La "visión", la cual se refiere al sentido de globalidad, síntesis e integración con que actúa el hemisferio derecho.
- El análisis, que se refiere al estilo de procesamiento del hemisferio izquierdo, el cual hace énfasis en la relación parte-todo, la lógica, la relación causa-efecto, el razonamiento hipotético y en la precisión y exactitud.

Funciones:

- La neocorteza representa la adquisición de conciencia y se desarrolló a través de la práctica del lenguaje y la voluntad consciente. Las tareas no sensoriales se realizan en los lóbulos frontales.
- La capacidad de poner el futuro en el presente (presente + pasado + futuro), de formas muy elaboradas, resulta específicamente humana.
- Esta posibilidad hace viable la aparición de la creatividad, la imaginación y lo que se ha llamado locura.

¿Qué Controla?

La neocorteza desempeña el papel fundamental en las actividades que requieren:

- **Generación o resolución** de problemas, **análisis y síntesis** de información, del uso **del razonamiento analógico** del **pensamiento crítico y creativo**. La neocorteza representa la **adquisición de conciencia** y se desarrolló a través de **la práctica del lenguaje**.
- La aparición de los calendarios implica que los seres humanos comenzaron a desarrollar progresivamente la capacidad de **anticipar, planificar y visualizar**, de poner el **futuro** posible en el presente.
- Su carácter más específico desde el punto de vista temporal, es la capacidad de anticipar, de poner el futuro posible en el presente.

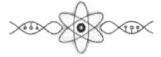

DOS HEMISFERIOS

Dentro de cada uno de los lóbulos hay varias áreas diferenciadas que cumplen distintas funciones:

Son áreas responsables del habla y del lenguaje, áreas que procesan la información que ingresa a través de los canales sensoriales, áreas que nos permiten mover los músculos y áreas dedicadas a las funciones mentales superiores.

Hemisferio Izquierdo:

El hemisferio izquierdo es el dominante en la mayoría de los individuos.

Parece ser que esta mitad es la más compleja, está **relacionada con la parte verbal.**

Si esta zona se daña se produce una dificultad para expresar y comprender el lenguaje.

Además de la función verbal, el hemisferio izquierdo tiene otras funciones como capacidad de análisis, capacidad de hacer razonamientos lógicos, abstracciones, resolver problemas numéricos, aprender información teórica, hacer deducciones...

Controla el lado derecho del cuerpo.

• **Analítico y secuencial.**
• **Pensamiento lineal.**
• **Racional.**
• **Lógico.**
• **Verbal.**
• **Numérico.**
• **Razonador.**
• **Realista.**
• Está especializado en **el proceso simultáneo** o proceso en

paralelo, no pasa de una característica a otra, sino que busca pautas. Integra partes componentes y las organiza como una totalidad.

- Se interesa **por las relaciones.**
- Es eficiente para **las tareas visuales y espaciales** y para reconocer **melodías musicales**, puesto que estas tareas requieren que la mente construya **una sensación del todo** al percibir una pauta en estímulos visuales y auditivos.

Hemisferio Derecho.

Controla el lado izquierdo del cuerpo:

- **Pensamiento holístico.**
- **Intuitivo.**
- **Sintético.**
- **Imaginativo.**
- **Creativo.**

El **hemisferio cerebral derecho** controla el pensamiento creativo, controla la mano izquierda, la fantasía, el talento musical y todas las actividades artísticas que podemos desarrollar.

Se especializa en la percepción visual y espacial, más que en las palabras y conceptos.

Su manera de encarar el mundo no es lineal, ni ordenada, ni secuencial.

Observa la realidad de un modo global; es decir, no se detiene en las partes que componen un todo, sino en lo que ellas conforman en conjunto.

El lado derecho del cerebro, además, está más ligado a la intuición y a los sentimientos.

Como decía Pascal:

"El corazón tiene sus razones, que la razón no entiende".

La parte derecha está relacionada con la expresión no verbal.

Está demostrado que en él se ubican la percepción u orientación espacial y la conducta emocional (facultad para expresar y captar emociones), (facultad para controlar los aspectos no verbales de la comunicación, intuición, reconocimiento y recuerdo de caras, voces y melodías).

El cerebro derecho piensa y recuerda en imágenes.

Diversos estudios han demostrado que las personas en las que su hemisferio dominante es el derecho estudian, piensan, recuerdan y aprenden en imágenes, como si se tratara de una película sin sonido. Estas personas son muy creativas y tienen muy desarrollada la imaginación.

"SEGUNDO CEREBRO".
INTERCONEXIÓN NEURO-DIGESTIVA.

"La toma de decisiones no está en la cabeza sino en las vísceras"
Dr. Joel Rugerio Cano

Tenemos actividades íntimamente ligadas al intestino cerebro y emociones.

Los neurólogos han hallado que la conexión neuro-cerebral es capaz de recordar, ponerse nervioso y tener sensaciones.

Hace 4.500 años, los eruditos egipcios situaban en la parte más prosaica de nuestro organismo, con sus intestinos inquietos y pestilentes, la sede de nuestras emociones.

En el Papiro Smith, por ejemplo, ya puede leerse que **el estómago constituye la desembocadura del corazón, el órgano "donde se localizan el pensamiento y el sentimiento".**

De este modo, cualquier manifestación o alteración en la mente cardiaca se refleja indefectiblemente en el aparato digestivo.

En el Papiro Ebers (1550 a. de C.) se describe sin tapujos esta relación anatómica y funcional: "Tratamiento de una gastropatía. Si examinas a un hombre con una obstrucción en el estómago, su corazón está atemorizado, y en cuanto come algo, la ingestión –de alimentos– se hace dificultosa y es muy lenta".

Durante siglos, los médicos prestaron más atención a nuestro vientre que al cerebro, órgano al que tradicionalmente se le otorgó el cometido menor de ventilar la sangre.

En todas las culturas antiguas y modernas se ha tenido la conciencia, al menos popular, de que nuestras tripas son capaces de experimentar emociones.

Al recibir una buena noticia, un cosquilleo placentero invade la barriga, como si en su interior revolotearan miles de mariposas.

Por el contrario, las situaciones de tensión, miedo o aflicción hacen que el estómago se encoja y sintamos como si un roedor escarbase en nuestras entrañas.

La repulsión hacia algo o alguien puede llegar a producir náuseas e incluso provocar el vómito. Este mar de sensaciones estomacales empieza ahora a encontrar una explicación dentro de los límites de la ciencia.

Fruto de décadas de trabajo, **los científicos están en condición de afirmar que, por inaudito que pueda parecer, en el tracto gastrointestinal se aloja un segundo cerebro muy similar al que tenemos en la cabeza.**

Efectivamente, **el tubo digestivo está literalmente tapizado por más de 100 millones de células nerviosas, casi exactamente igual que la cifra existente en toda la médula espinal, estructura que junto al encéfalo –cerebro, cerebelo y tronco encefálico– forma el denominado sistema nervioso central (SNC).**

Desde el punto de vista estructural, los neurólogos dividían el sistema nervioso en dos componentes: el central y **el periférico (SNP).**

Este último incluye las neuronas sensitivas, que conectan el SNC con los receptores sensitivos; y las neuronas motoras, que ponen en comunicación el sistema central con los músculos y las glándulas.

Las neuronas intestinales no solo controlan la digestión.

A su vez, los elementos nerviosos dedicados a las funciones motoras se categorizan en una división somática, que inerva los músculos esqueléticos, y una división autónoma, que une los llamados músculos lisos, el músculo cardiaco y las glándulas.

Hasta hace poco, los expertos incluían el cerebro de la panza dentro del SNP.

"Pensábamos que el aparato gastrointestinal era un tubo hueco con reflejos simples. A nadie se le ocurrió contar las fibras nerviosas que lo recorren", confiesa David Wingate, profesor de la Universidad de Londres.

Este **cerebro abdominal tiene dos misiones fundamentales:**

- **Supervisar todo el proceso de la digestión, desde los movimientos peristálticos, la secreción de los jugos digestivos para digerir los alimentos, la absorción y transporte de nutrientes y la eliminación de los productos de desecho.**
- **Colabora con el sistema inmune en la defensa del organismo.**

Contemplando esta unidad anatómica desde la Medicina Psicosomática, en la primera parte, en el esófago, el paciente puede manifestar deglución dolorosa y a su vez podemos pensar:

¿Qué es lo que no puede tragar en su vida actual?

Cuando uno no quiere tragar, ni asimilar una situación, ésta la disimula tragando aire, por lo que terminará acumulando gases que causarán molestias.

Ya en el estómago, los alimentos deben ser digeridos, pero también aquí se van a digerir los sentimientos.

Si el paciente no exterioriza la agresividad, esta se quedará dentro y si la expresa en exceso se sentirá culpable y lo rumiará, pero de ninguna de las dos formas solucionará su problema.

Las personas que padecen de estómago suelen ser personas que rehúyen de las situaciones conflictivas.

El cerebro es el encargado de digerir las emociones, mientras que el intestino digiere los alimentos.

Cuando el paciente presenta problemas en su intestino delgado nos podemos plantear, ¿estará analizando demasiado las cosas?

Para la Medicina Psicosomática, el intestino delgado es un indicador de las angustias vitales de la persona, y pueden manifestarse en forma de diarrea, que representa el miedo de soltar.

Por otra parte, cuando el que está afectado es el intestino grueso, el síntoma más frecuente va a ser el estreñimiento, que viene a representar la resistencia de dar o el afán de retener.

Y no solo en el sentido material del dar sino también respecto a las emociones, el miedo a exteriorizarlas.

Otro dato importante es que el 90% de la serotonina, la hormona del bienestar, la producimos en el intestino.

La doctora Irina Matveik, especialista en Endocrinología y Nutrición Clínica por la Universidad Estatal de Medicina de Bielorrusia, nos muestra una serie de pautas a tener en cuenta para lograr que nuestro segundo cerebro funcione mejor y en consecuencia sea mayor nuestro bienestar.

¿Cómo estimular el "cerebro intestinal" a nuestro favor?

El cerebro intestinal libera sus sustancias químicas como, por ejemplo, la serotonina (la famosa hormona de la felicidad y el bienestar) como respuesta a una alimentación y digestión sanas.

Hay que saber que la serotonina no se produce solo en el cerebro, sino que, por el contrario, la mayor parte de ella (el 90%) se libera en el intestino.

Si nos alimentamos bien, variado y con un aporte proporcional de todos los nutrientes; si tenemos unos hábitos sanos a la hora de comer (sin prisa, masticar bien y no distraernos); el sistema digestivo nos responde y nos lo agradece con una sensación de bienestar, dándonos un buen suministro de energía, vitalidad y optimismo.

Por otra parte, **las neuronas digestivas también se estimulan con las técnicas de respiración abdominal, estiramientos, masajes suaves de la tripa, y con calor suave** y relajante, aplicado en la zona del vientre.

¿En qué medida es importante una adecuada higiene abdominal, para que pueda hacer bien sus funciones?

Lo más importante es el equilibrio entre la entrada de los alimentos y todas las sustancias que tragamos y la descarga de todos los residuos y los productos secundarios de la propia función celular y bacteriana que tenemos que expulsar.

Si estamos sobrealimentados o si consumimos demasiados alimentos dudosos, respecto a su calidad nutritiva, fácilmente saturamos y trastornamos nuestra tubería interna.

Si por alguna razón patológica o funcional la digestión y/o el tránsito intestinal es lento y no de forma completa, entonces formamos acúmulos de los residuos en nuestro interior y podemos llegar a una sobrecarga tóxica o a la autointoxicación; esta última se manifiesta de múltiples formas, tiene diferentes caras y síntomas.

Por supuesto, la limpieza es importante, practicar una depuración interior es una "garantía" para evitar elevar los riesgos del desarrollo de muchas enfermedades y una oportunidad para tu cuerpo para incrementar el rendimiento, la energía y tener un mayor aporte nutricional.

¿Cómo mantener una higiene intestinal de una forma natural, en nuestros hábitos de la vida cotidiana?

Con una correcta higiene digestiva: respetar las señales que nos manda el cuerpo, no suprimir las necesidades naturales de ir al baño ni tener prisa haciéndolo.

Crear un ritual e intentar repetirlo todos los días, alrededor de las mismas horas, con calma y tiempo suficiente para poder vaciar bien el vientre y sentirse ligero y limpio por dentro.

Insistir, repetir y seguir entrenando tu cuerpo para que responda a tu ritual y crear un firme reflejo condicionado.

Además, hay que beber 2 litros de líquidos al día,

ingerir por lo menos 400 g de verdura variada cada día, no olvidarnos de las legumbres (2-3 veces por semana, al menos 200 g en cada toma), consumir productos fermentados (kéfir, chucrut), tres tomas de fruta al día, frutos secos variados, por lo menos 30 g al día.

Y si no puedes cumplir con estas cantidades diarias recomendadas, quizás te convenga tomar unos suplementos naturales de fibra.

De vez en cuando (un día al mes o por semana), sería bueno

acelerar tu propio tránsito intestinal tomando mucho zumo de ciruelas, kiwis o kefir y/o suplementos de magnesio y con eso te puedes asegurar una limpieza más profunda.

¿Cómo comer?

Saboreando y apreciando el proceso; **sin prisa, masticar, analizar los gustos y las texturas de los alimentos, no deglutir, "mientras tanto"** (masticar y no tragar), no distraer nuestra atención con otras actividades simultáneas, como ver la tele o leer la prensa.

¿Cómo debería ser una actividad física adecuada?

Con regularidad.

Lo que más le gusta a nuestro cuerpo es la previsibilidad y la continuidad.

Con una actividad física rítmica y repetitiva, el cuerpo te lo va a agradecer y te proporcionará un magnifico bienestar.

No tienen tanto valor ni son saludables las actividades físicas esporádicas y bruscas, como sí lo tiene un ejercicio regularizado e incorporado firmemente a tu rutina.

Los movimientos y estiramientos, aunque sean muy sencillos y cortos en el tiempo (al principio, hasta que entras en la rutina y el gusto por ellos, te haga dedicarles más tiempo), si se realizan todos los días y a horas asignadas, te activarán todos los sistemas vitales y te asegurarán un bienestar a corto y largo plazo.

¿Cómo saber si nuestro sistema digestivo está en buena forma?

Hay que saber escucharlo: los síntomas como la acidez, el ardor, el reflujo, la pesadez, la hinchazón, el dolor, demasiados gases, la irregularidad del tránsito intestinal, las náuseas, etc., son sus formas de expresarse, es el lenguaje digestivo, el aviso de que algo anda mal.

Entonces hay que hacerle caso y observar con atención y paciencia tu sistema digestivo: por qué y cuándo te aparecen aquellas molestias (con qué tipo de comida o en qué situación) e intentar corregirlo.

Lo que sucede frecuentemente es que la gente se acostumbra a vivir con hinchazón o diarreas (o, todo lo contrario) y piensan que es algo normal o vergonzoso, o que su digestión es así de delicada, sin buscar las respuestas ni intentar corregir la calidad de su función digestiva.

De nuevo, la clave está en la alimentación y en la propia observación.

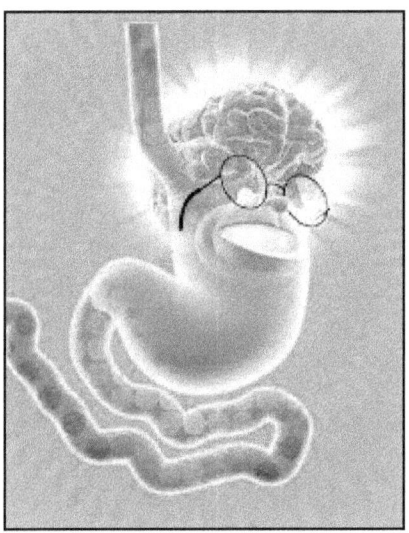

¿Cómo reequilibrarlo?

Limpieza y depuración, batidos verdes, consumo adecuado de las verduras y las frutas, agua, suplementos minerales alcalinizantes y probióticos.

Investigar una posible infección o un proceso inflamatorio, que requieran tratamientos con especialistas.

En resumen, los síntomas intestinales pueden reflejar la personalidad y los conflictos psíquicos.

Lo que es bueno para un cerebro, lo es también para el intestino, o, mejor dicho, para el cerebro abdominal.

Y también a la inversa: si cuidamos nuestros intestinos nuestra salud emocional lo notará y nuestro organismo en general nos lo agradecerá.

Como dice el Dr. Jean Seignalet:

"La limpieza intestinal sería para el cerebro del bajo vientre algo así como una cura de sueño para el sistema nervioso central".

Fuentes:

Un artículo extraído de la revista "Muy Interesante", más estudios realizados por la Dra. Otilia Quireza y la Dra. Irina Matveikova.

Y diversos artículos de Internet.

NEURO-CUÁNTICA

Los Componentes físicos se convierten en Procesos Mentales:

La Mente es un conjunto de circuitos magistralmente activados continuamente.

Nuestra mente físicamente, realiza sus procesos magistralmente a través de tres partes o componentes:

- **Física:** Neurológica y Química.
- **Emocional:** procesos de información codificada y psicológica.
- **Epigenética:** medio ambiente, población, raza.

Su realidad es medible a través de estudios en el campo de la medicina como son la Tomografía, Pruebas Químicas y el Electroencefalograma en donde las coherencias de sus ondas cerebrales están conectadas con muchos comportamientos del individuo debido a las sustancias químicas, electrónicas y emocionales que pueden alterar el funcionamiento de las ondas alfa del cerebro.

¿Cómo se realiza la arquitectura del comportamiento en el diseño Humano?

Diariamente vivimos automatismos y hacemos las cosas sin saber el motivo profundo que nos dio como resultado un estado arquitectónico de comportamiento.

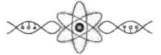

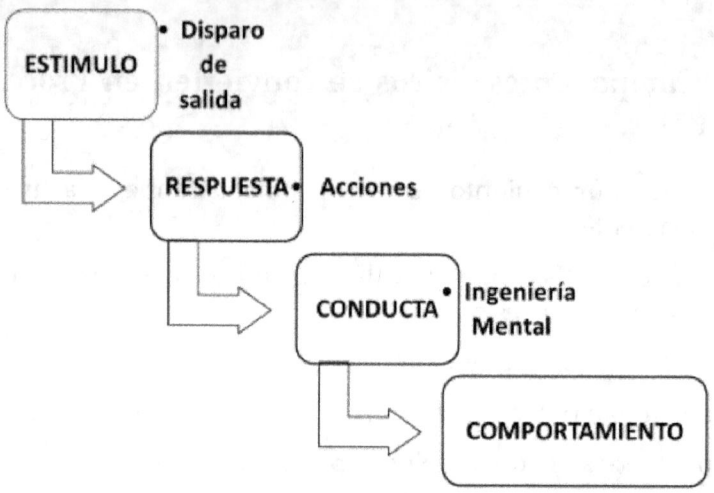

¿Qué es la corteza cerebral y para qué la utilizamos?

Esta estructura ha alcanzado una superficie tan importante que tuvo que plegarse sobre sí misma.

Para poder acomodarse dentro de las fronteras del cráneo, formando las arrugas que dan origen a los surcos y circunvoluciones.

Si pudiéramos desplegarla y extenderla, ocuparía unos 2500 cm2.

¿Qué es y cómo funciona la parte neurológica (física) de la mente?

Las neuronas son las células nerviosas que dan sustrato biológico a las funciones mentales como:

La atención.

La memoria.

La capacidad visual constructiva.

Y el razonamiento.

El paso del impulso eléctrico de una neurona a otra se denomina sinapsis, y se estima que cada neurona puede estar conectada con hasta 100.000 neuronas diferentes.

Conexión de estímulos y respuestas del sistema nervioso.

Estímulos y respuestas neurobiológicas.

La sinapsis química se establece entre neuronas que están separadas entre sí por un espacio de unos 20-30 nanómetros - hendidura sináptica.

La liberación de neurotransmisores es iniciada por la llegada de un impulso nervioso - potencial de acción.

En el terminal nervioso presináptico, las vesículas que contienen los neurotransmisores permanecen preparadas junto a la membrana sináptica.

Neuro química:

Aplicación del conocimiento de los mecanismos neuronales.

Al definir una estrategia de reposicionamiento o cuando decidimos cambiar por completo la identidad de la marca se va reorganizando el cerebro **en un cableado neuronal** que soporta la asociación.

¿Qué son los neurotransmisores y por qué es importante su estudio?

Los neurotransmisores son **sustancias químicas** que transmiten información de una neurona a otra. Esta información se propaga a través de las **sinapsis**.

Principales conductas.
Cerebro y transmisores nerviosos.

NORADRENALINA:

Busca lo novedoso del cerebro.

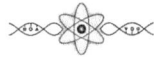

Conducta que busca:

Muéstrame las cosas desde un ángulo que nunca había visto.

Abre mi abanico de posibilidades.

DOPAMINA:

Mecanismos de recompensa.

Conducta que busca:

Hazme sentir inteligente.

Dame la razón.

Muéstrame valores agregados.

Hazme sentir único.

ACETILCOLINA:

Aprendizaje, adaptabilidad y asociación de elementos conocidos.

Conducta que busca:

Enséñame.

Ayúdame a relacionar.

Doy contexto y respuestas a las cosas de mi mundo.

ENDORFINA:

Quitar el dolor.

Mensaje que busca:

Aligera mi carga.

Dame soluciones.

Permíteme normalizar.

Hazme sentir comprendido.

SEROTONINA:

Vivir emociones, sentirlas y expresarlas.

Mensaje que busca:

Trasmite tus emociones.

Sensibilízate con mis emociones.

GABA: (ácido gamma-aminobutírico) **actúa como un mensajero inhibidor, por lo que frena la acción de los neurotransmisores excitatorios.**

Ampliamente distribuido en las neuronas del córtex, y contribuye al control motor, la visión, y **regula la ansiedad**, entre otras funciones de la corteza.

Mensaje que busca:

Liberar las tormentas en el cerebro.

Paz y tranquilidad.

Sueños reparadores.

ADRENALINA:

Es un neurotransmisor que desencadena mecanismos de supervivencia, pues se asocia a las situaciones en las que tenemos que estar alerta y activados porque permite reaccionar ante situaciones de estrés.

En definitiva, la adrenalina cumple tanto funciones fisiológicas (como la regulación de la presión arterial o del ritmo respiratorio y la dilatación de las pupilas), como psicológicas (mantenernos en alerta y ser más sensibles ante cualquier estímulo).

Actúa sobre el estrés.

Su mensaje es:

Saber actuar.

Saber defender.

Saber atacar.

Saber detenerse fríamente.

Sinapsis o Inter-conexión Eléctrica y Ondas

Cerebrales.

La transmisión entre la primera neurona y la segunda se produce por el paso de iones de una célula a otra a través de uniones enlazadas, pequeños canales formados de complejos proteicos, basados en pequeñas inter-conexiones o conexinas.

Las sinapsis eléctricas permiten una transmisión bidireccional.

Se registran por bandas de frecuencia que miden el ritmo e intensidad del cerebro.

Las podemos encontrar en los registros del ELECTRO ENCEFALOGRAMA.

Se las conoce como las ondas cerebrales. Son cuatro tipos distintos de ritmo cerebral con diversas ganas.

ONDAS DE NIVEL GAMA... su ritmo de **40 a 100** Hertz o ciclos por segundo, en estados de hiper-conductividad eléctrica por estrés.

ONDAS DE NIVEL BETA... su ritmo es de **14 a 21** Hertz o ciclos por segundo en adelante.

ONDAS DE NIVEL ALFA... su ritmo es de **8 a 14** Hertz o ciclos por segundo, nivel ideal para la memorización, visualización y estados de mayor comprensión e introspección.

ONDAS DE NIVEL TETA (o Zeta)... su ritmo es de **4 a 8** Hertz o ciclos por segundo. Este es el estado de anestesia profunda.

ONDAS DE NIVEL DELTA... su ritmo es de **1 a 4** Hertz o ciclos por segundo.

Estos son ampliamente estudiados en procesos de búsqueda interior.

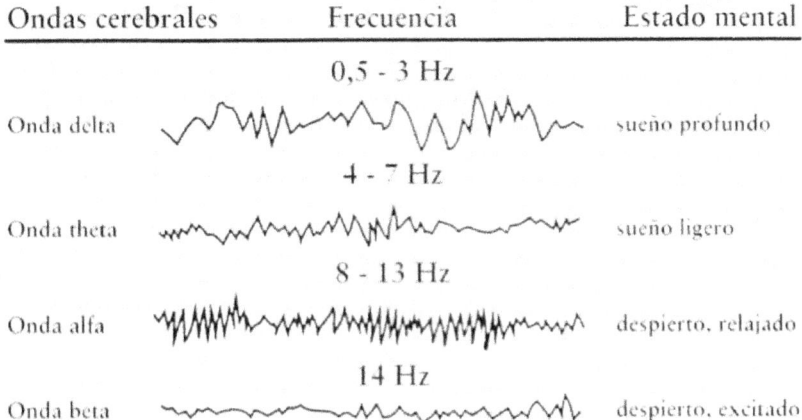

Ondas cerebrales	Frecuencia	Estado mental
	0,5 - 3 Hz	
Onda delta		sueño profundo
	4 - 7 Hz	
Onda theta		sueño ligero
	8 - 13 Hz	
Onda alfa		despierto, relajado
	14 Hz	
Onda beta		despierto, excitado

Los resultados de este conocimiento me han llevado a probar y experimentar las realidades cuánticas del fenómeno, mente, cerebro y energía, en los últimos 18 años de trabajo e investigación.

Una herramienta con la que puedo valorar los diversos estados físicos, mentales y de búsqueda interior es a través de la Física Cuántica, aplicada a la salud física, mental y energética.

Los componentes energéticos son paquetes de información que afectan a la energía de las células, órganos, tejidos y reacciones emocionales, dadas por los fractales o campos de vibración y resonancia.

Podemos modificar las alteraciones, psico-somáticas, si sabemos de qué están hechos los procesos de actividad cuántica electrónica de la naturaleza.

Físicamente he visto cómo trabajar con sistemas de circuitos integrados por biofrecuencias:

En física cuántica lo podemos reconocer como:

VARHOPE.

VOLTAJE: refleja la función de las suprarrenales y fuerza de voluntad.

AMPERAJE: refleja las funciones cerebrales - serotonina y la fuerza de vida.

RESISTENCIA: refleja la facilidad de flujo de energía a través del cuerpo.

HIDRATACIÓN: refleja la facilidad de flujo del agua y la cantidad en el cuerpo.

OXIDACIÓN: refleja la facilidad de flujo del oxígeno y oxigenación del organismo.

PROTONES: pH acidez y carga positiva. Localizado dando giros alrededor del átomo. Dando características a las mucosas y tipos de olores del cuerpo.

ELECTRONES: pH = alcalinidad y carga negativa. Localizado dando giros en el centro del átomo. Fuerza bioeléctrica que indica la fuerza de equilibrio y compensación atómica para las células.

La bioelectricidad se expresa en el medio en donde la salud está en equilibrio y comprendida en 5 cuadrantes que son:

Cuadrante Medio ambiental: todo lo que rodea a la persona.

Cuadrante Físico: conectado directamente con el organismo.

Cuadrante Mental: el área emocional.

Cuadrante Social: el mundo de las relaciones.

Cuadrante Espiritual: el mundo de la búsqueda interior.

Sexo: masculino, femenino, ambos; La sexualidad se define en el cerebro, no en los genitales.

Este pequeño resumen explica por qué diariamente vivo la dicha de ayudar a mis semejantes, dándoles una salud informacional, ayudando a sus biofrecuencias.

Somos seres espirituales viviendo experiencias cuánticas por medio de frecuencias integradas por energía, frecuencia y vibración, facilitando su interacción con el Sistema Reticular.

SISTEMA RETICULAR

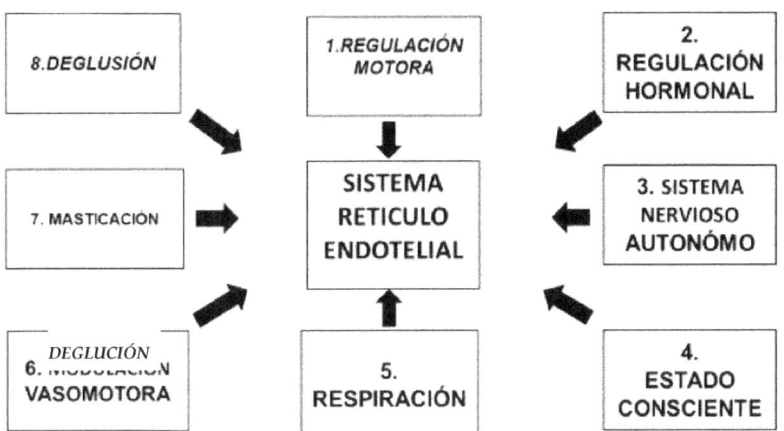

NEURO-PSICO-GÉNESIS

(Trabajo de investigación)

Por: Dr. Joel Rugerio Cano

Relación Cerebro y Emociones por patrones de conducta PRE-ESTABLECIDOS:

Desde que el hombre apareció en la faz de la tierra lo primero que hizo fue pensar y después empezó a actuar en consecuencia siempre a sus necesidades básicas, instintivas o no.

Las emociones jugaban con los fenómenos naturales hasta convertirlos en fenómenos sobrenaturales y atribuirlos a fuerzas incontrolables para las cuales creó rituales y conductas estereotipadas que le daban la justificación y la esencia de su ser.

Pero, ¿Qué hizo?

Patrones, conductas que quedaron registradas en su cerebro como algo que no podía dominar ni modificar como el día y la noche, el clima con su calor, humedad y la lluvia. Estos imponderables le obligaron a despertar el comportamiento ilógico y escondido en el inconsciente.

Establecer en su código el temor como fuente de sus males y causa de interminables luchas internas que le condicionaron su pérdida del "paraíso".

El primitivo cerebro que hasta nuestros días se halla en el inconsciente como la sombra de la duda y la pérdida del sentido de vida.

La emoción de amar y ser feliz también apareció como una sed incesante de su ser, como un sol y su anhelo de estar vivo.

Las apariencias cubrieron las tinieblas de su entendimiento y crearon la manifestación mal sana de la duda y la incertidumbre del futuro.

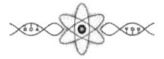

Tan viejo y tan actual como el comportamiento humano.

Repitiendo patrones de comportamiento:

Son actitudes mantenidas del inconsciente que solo reflejan sufrimiento innecesario.

A.- ¿A quién culpar?

Acaso a los ancestros, puede ser, pero en verdad nuestro inconsciente es l que hay que conocer para rectificar.

Es por ello que los profundos estados de trabajo interno nos llevan y nos llevarán al cambio; nada mágico ni sobrenatural como el cerebro primitivo.

Porque nadie puede amar o sentir por nosotros mismos.

Es necesario recuperar la condición fundamental, que es la recuperación de los circuitos de memoria lúcida.

La confianza en la virtud es la sencillez y la pureza de intención. Para esto no hay misterio, solo es una respuesta no un interrogante, aunque así lo parezca.

La naturaleza de cada individuo no se engaña, aunque la percepción de los sentidos nos engañe y nos haga depender de que algo misterioso nos pueda resolver el conflicto original:

¿Quién soy?

¿A dónde voy?

¿Qué sentido tiene esta existencia?

¿Para qué tanto sufrimiento?

Reprogramación y ajuste preciso de cadenas de información.

El cerebro, la conducta y los genes están íntimamente relacionados en el aprendizaje y sus consecuencias o ganancias secundarias que desde abuelos, padres a hijos se transmite como un triplete de información que codificado está en la sangre, así es como juega la genética siempre en triples cadenas de aminoácidos.

La recuperación de la dignidad está en esta clave.

Reprogramando tus tripletes de información ancestral es la forma de recuperar tu visión del presente y así preparar el futuro.

La toma de conciencia libera al inconsciente de esa prisión oscura, fría y triste de esa noche interminable de nuestra existencia.

El dulce despertar es el ajuste de los programas de comportamiento y esto es posible ya que no hay manuales para sacar a la luz lo que tenemos y lo que somos.

Quizás haya ayudas, pero el trabajo es individual.

El dulce despertar nos libera y liberará a nuestros padres y a nuestros hijos.

Transformar los conceptos fundamentales como base.

Limpiar sentimientos y dolor innecesarios.

Limpiar el código geométrico en la sangre es redescubrir nuestra realeza original, pura y sencilla.

La ubicación del presente por des configurar el sentido de desgracia del pasado, nos dará como consecuencia una estancia sobria y un futuro certero.

¿Cómo conseguir algo que ya tenemos?

Solo reconociendo nuestra sed de estar vivos ya que nada ni nadie puede vivir por nosotros.

Nadie puede sentir la ternura de una caricia amorosa por nosotros.

Nadie puede disfrutar del amor y ser amado por nosotros.

Nadie puede tener una ilusión por nosotros.

Esa sed de ser nosotros mismos es el secreto de la felicidad.

El secreto es el AHORA.

LA PAZ, LA FELICIDAD Y EL AMOR SON EL ANHELO DEL CORAZON.

¿POR QUÉ NO ACTIVARLOS AHORA?

EL PROBLEMA Y LA SOLUCIÓN ESTÁN DENTRO NO AFUERA.

EL TRABAJO DIARIO ES EN EL AHORA... NO LO OLVIDES.

GRACIAS.

OM NAMAH SHIVAYA.

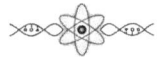

PSICO-NEURO-BIOLOGÍA DE LA CONDUCTA.

Psico-Biología de la Conducta

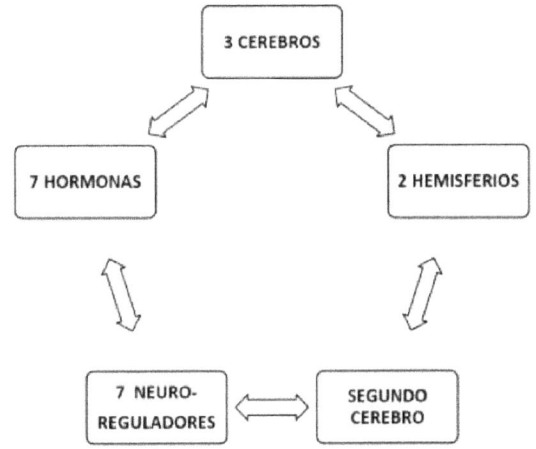

Capítulo 7

CONDUCTA Y COMPORTAMIENTO

El diseño humano y las bases de la transformación neuro-cuántica.

COMPONENTE MENTAL DE LOS PROCESOS DE LA MISMA MENTE:

Los componentes de la mente son hilos conectores de millones de procesos en donde las emociones son los mensajeros silenciosos que generan conductas y acciones en cada una de las personas.

Conociendo el interior de la mente:

"Debes ser el cambio que quieres ver en el mundo"

Gandhi

¿Qué es y cómo funciona la parte sutil de la mente?

Es la conciencia que actúa a través de procesos creativos en el campo cuántico para obtenerlo todo, usando elementos claves que son:

Información, pensamiento, experiencia y emoción.

La mente intangible se manifiesta con: VALORES O VIRTUDES Y CREENCIAS.

La parte tangible de la mente es el cerebro que se expresa con ondas de frecuencia Bio-eléctrica o niveles en donde las ondas "ALFA" de ciclos de la electricidad cerebral, son clave en los procesos de aprendizaje para la experiencia.

¿Cuáles son los mecanismos de acción interna de la mente?

La mente y la conciencia están íntimamente ligadas en este plano de tercera dimensión y para reconocerlo tenemos tres estados básicos:

Son estados internos capaces de poner en acción nuestro mundo visible.

MENTE CONSCIENTE.

Es el momento presente útil para darnos cuenta del aquí y ahora, todo lo relacionado con el tiempo, lugar, espacio y persona para corresponder.

La facultad y la capacidad de darse cuenta de un "algo", tanto material como en su esencia o valor: edad, posición geográfica, tradición, cultura, religión, estado emocional, etc.

Todo esto determina las condiciones y las capacidades de percibir algo, de modo que un mismo acto podría verse distinto según el lugar y momento.

Podemos imaginarnos una persona en un crucero muy transitado de New York y esta misma persona en un momento de soledad mística entre Ella y Dios.

Sería muy distinta su capacidad o estado de consciencia.

Muchos de estos estados son determinados por estímulos externos, y para que causen una reacción en nuestra consciencia.

Deben tener alguna resonancia al vibrar a través de nuestro grado tonal de nuestra personalidad psíquica, pero en todo caso, el hombre siempre tendrá la facultad para rechazarlos o aceptarlos, esto nos hace responsables de sus efectos.

MENTE SUBCONSCIENTE.

Lleva registrados archivos de memorias que han sido procesadas en el campo cuántico.

Es el estado latente de la conciencia en donde los circuitos de memoria son fieles testigos del banco de datos de la vida

Es la parte más poderosa del proceso porque aquí están los archivos de memoria que hay que saber procesar para avanzar, si sabemos cómo limpiar sus registros ancestrales.

La mente subconsciente es nuestro saldo atrasado, es decir:

Es el pasado que llevamos a cuestas, como nuestra sombra.

Es la clave del pasado la que da forma, porque es muy importante ya que, afecta e influye al presente y al futuro de nuestra vida y destino (carácter, conducta).

En el sector de la mente subconsciente está nuestro mundo de prohibiciones, de temores, de reacciones, que no han sido aceptados por la censura familiar, religiosa o social, o por los criterios de acciones personales.

La mente subconsciente se rige por el principio del placer, por la necesidad de satisfacer los impulsos más primitivos y salvajes.

Este sector no está sujeto a las preocupaciones éticas o morales. Lo único que le interesa es el placer y lo agradable.

Pero como todo esto ocurre en el nivel subconsciente, no nos damos cuenta de todas nuestras acciones o decisiones diarias.

Solo nos damos cuenta de que queremos conseguir algo y de los obstáculos que se anteponen entre nuestra meta y nosotros.

Por ello existe la eterna lucha entre lo que es y lo que debería de ser, la lucha de poder entre, **EL CONSCIENTE VS. EL SUBCONSCIENTE**.

LA ETERNA TOMA DE CONSCIENCIA o bíblicamente "EL ÁRBOL DEL BIEN Y DEL MAL".

Os comparto mi experiencia personal y consejos que doy a mis pacientes:

Una manera muy fácil de comprender lo que nos está sucediendo y de ¿Cómo podemos modificar las cosas que nos suceden?:

Es a través de aplicar y practicar los ajustes del subconsciente limpiando las impresiones del día.

Los últimos pensamientos antes de dormir. Es necesario hacernos conscientes de la gratitud a la vida, a las experiencias vividas.

Ya que el Subconsciente imprime toda la información de los pensamientos que tenemos en los últimos minutos, antes de dormir.

Sabiendo esto, cuando voy a adormir, procuro tener pensamientos llenos de un fuerte sentimiento de Gratitud, porque sé que

esto queda fijamente impreso en mi mente mientras duermo.

Así a la mañana siguiente al despertar, nada mejor que verme al espejo con una dulce sonrisa de bienvenida al día.

El Dr. Joseph Murphy explica en "El Poder de la Mente Sub-consciente".

El subconsciente lo utilizamos en el trato con los demás; nos ayuda a soportar los momentos difíciles de la vida.

Pero tenemos que aprender a oír su voz interior que nos guiará, y saber "ver" lo que nuestros ojos físicos no pueden ver.

Cuando aprendamos a desdeñar el "engaño" en un mundo ficticio y obedezcamos el mandato de nuestra guía interior, habremos entrado en posesión de la única fuente de inspiración verdadera, la de aquella fuerza interior que la mayoría de las personas desconoce: su propio subconsciente.

Tan pronto la mente subconsciente acepta la idea, comienza a ejecutarla. Interesante y sutil verdad es que la ley del sub-consciente puede trabajar del mismo modo para ideas buenas o malas.

Cuando esta ley se aplica en forma negativa, es causa de frustración e infelicidad.

Cuando el pensamiento habitual es armonioso, constructivo, se experimenta salud, prosperidad y éxitos en perfecto equilibrio.

"La mente subconsciente es como la tierra que acepta cualquier clase de semilla sea buena o mala".

MENTE INCONSCIENTE.

Es el estado de pasar por la vida o por momentos en los que no se sabe el qué, el cómo y el cuándo de nuestra búsqueda más profunda y de nosotros mismos, Es un estado de vacío existencial, indispensable para tomar información y despertar a la consciencia.

Es el estado en el que nos encontramos todos en ciertos momentos de nuestra vida, el hecho de que no llamemos a un objeto por su nombre solo es otra forma de inconsciencia.

Por ejemplo, cuando desconocemos algo no quiere decir que no exista ya que está ahí para ser reconocido por nuestra conciencia, cuando un niño ve la luna y se sorprende de su aparición. La luna siempre ha estado ahí solo faltaba que el niño o la persona la reconociera.

Reflexión:

Venimos a este mundo a gozar de las riquezas de lo Divino, a ser felices, a estar sanos y a vivir progresando continuamente.

Solo que nuestra observación del mundo al no coincidir con este plan de bendición, nos desanima y dudamos del bien que hay para nosotros.

¿Por qué si hay tanto no lo tenemos?

Es por el estado de conciencia individual, y si unos tienen más es porque están más conscientes de esa parte del universo, esa es la diferencia entre tener o no tener, simplemente es la conciencia que tenemos de las cosas.

En resumen, es importante mencionar, que nuestra mente humana está constituida por tres ritmos de frecuencia y vibración, los cuales interactúan a cada instante y de manera automática sin que nos demos cuenta de ello.

Es como si nuestra conciencia funcionara con tres ritmos diferentes:

Un ritmo que nosotros llamamos presente, otro, que lleva un desfase, que es lo que llamamos pasado, y, por último, un ritmo, como anticipado (el futuro).

Como mi padre siempre me decía:

El pasado es humo y el futuro es viento, por eso hay que vivir el presente, porque este es un regalo y por eso se llama "PRESENTE".

MENTE SUPRACONSCIENTE.

Mundo Cuántico: EL MUNDO DE LA FE.

La mente supra-consciente es gran ejemplo ya que nos está dando testimonio de lo que hemos de llegar a ser.

Es una visión de la física cuántica Multidimensional de nuestro futuro, algo a lo que todos hemos de llegar y cumplir (talentos).

Todos estamos interconectados con lo Divino y solo debemos seguir la guía de la Mente Infinita dentro de nosotros y ser honestos con su Gracia, obedeciendo el llamado de nuestro interior.

El supraconsciente es un mundo de posibilidades al que todos podemos acceder, limpiando nuestras barreras limitadas por el desconocimiento de esta frecuencia.

Es el estado de Gracia que se nos ha dado a través de la física cuántica entendida, desde la "NO ESPECULACIÓN", es decir sin estar observando el proceso sino, siendo el observador dentro de nosotros mismos, disfrutando el resultado como si ya estuviera conseguido.

En el mundo multidimensional todo resuena con ritmo, frecuencia y tono emocional, con el que nos comunicamos con **LA CAUSA DEL TODO INVISIBLE**.

"Todo lo que el Padre Me da, vendrá a Mí; y al que viene a Mí, de ningún modo lo echaré fuera"

Juan 6:37.

Por lo tanto, nuestro trabajo diario es consiste en la

"TOMA DE CONCIENCIA", es decir trabajar en armonía

Para lograr un equilibrio emocional, lograr formar una unidad, para que nuestra conciencia pueda evolucionar y tengamos paz.

Pero mientras que cada día vivamos la incoherencia, estaremos desfasados, contrapuestos, fraccionados y viviremos en una constante lucha.

Cada cambio de frecuencia vibracional, nos costará perder amigos, o generar problemas en el trabajo o en la familia y modificará nuestra conducta y destino.

Solamente cuando seamos capaces de la coherencia y de unificar la relación libre del falso concepto de nosotros mismos, haremos que el cambio nos lleve a un mejor destino.

Debemos saber dirigir nuestro pensamiento, sentimiento y emoción para que el cambio sea posible.

Y así podamos convivir en la correcta dirección, viviendo un plan correcto, para el bien de todo el universo.

Todos en el cambio de frecuencia y energía mental, seremos capaces de mejorar nuestras relaciones personales e intrapersonales y, por lo tanto, esto viene a mejorar nuestra evolución en la conciencia. Logrando la Evolución verdadera desde nuestro interior.

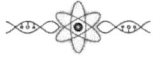

Capítulo 8

MATRIZ DE LAS MEMORIAS

EL DESEO es la matriz cuántica
de la mente.

"Sin la capacidad de desear,
no existe la capacidad de crear"

EL DESEO ES LA MATRIZ CUÁNTICA DE LA MENTE

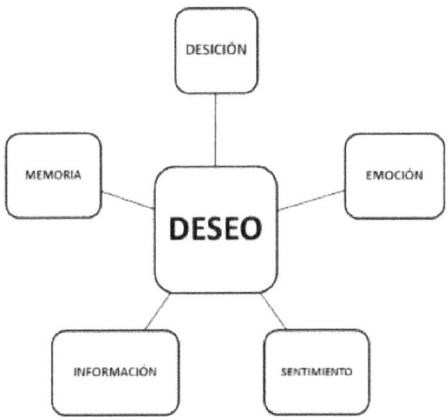

Todo cuanto se ha creado en nuestra vida y experiencia ha surgido como consecuencia de un deseo.

La mente es el único trabajo que tiene, el desear.

No se obtienen los resultados cuando no hay un deseo preciso, es decir, ¿no se sabe bien para qué es el deseo?

Cuando los detalles no son coherentes entre lo que se desea y lo que se trabaja para conseguirlo, o bien cuando no hay conexiones neuronales precisas.

Todo deseo en el universo está diseñado para cumplir con tu propósito, misión y autodesarrollo, hasta lograr la madurez genuina.

¿CÓMO MATERIALIZA LA MENTE LA MAYORÍA DE LOS DESEOS?

La mente se materializa por la palabra.

La mente se conecta con emociones y sentimientos que son coloreados por la fuerza de nuestras palabras.

Cada palabra está en contacto con nuestro mundo creando un código llamado lenguaje verbal para corresponder con un propósito de la mente.

Cada palabra expresa la luz del pensamiento y da una explicación a las imágenes del medio ambiente.

La palabra es el vehículo perfecto de Dios, para comunicarnos, pues sin ella viviríamos ausentes de frases e ideas que nos hacen estar interconectados entre nosotros.

La palabra es el principio cuántico de los milagros.

Cuánticamente el sonido que emite nuestra voz tiene un color, un tono y una vibración que se conecta con una frecuencia, tono e intensidad dando origen a una fuerza de poder que causa un efecto en nuestro universo.

La fuerza de tus palabras está conectada con emociones y el poder de esta fuerza está conectada al vacío cuántico llamado silencio.

El silencio no es la ausencia de la palabra sino es el espacio de inspiración para dar mayor realce a tus ideas, así como un suspiro arranca un tono melodioso en tus palabras, o una lagrima que conmueve.

¿Conoces el sonido que emite tu voz?

El verbo que es la información codificada.

"En el principio era el verbo"
San Juan 1:1.

El origen de la forma materializada de la mente es el verbo.

Este es el principio necesario para manifestar toda materialización en la vida.

El verbo tiene sonidos que son la fuerza de nuestros propósitos, si alguien quiere un deseo y no lo obtiene es porque no sabe llamarlo por su nombre.

Las personas y las cosas tienen un nombre, basta con llamarles para que acudan a ti, si esto no sucede es porque el llamado no es el adecuado, solo porque el verbo no fue correctamente utilizado.

El verbo se hizo carne y habitó entre nosotros.
San Juan 1.14.

Esto es el porque las cosas se pueden materializar cuando se llegan a pronunciar adecuadamente.

La mayoría de los estudios e investigaciones metafísicas saben del uso y de la materialización de las cosas a través de la magia del VERBO.

El verbo es el uso correcto de la palabra para fines correctos en el campo cuántico, es la fuerza electromagnética de la ley de la atracción, es el perfume del llamado de la conciencia para expresar el deseo de la mente.

¿CÓMO HACER EL DISEÑO CUÁNTICO DE UN DESEO?

Somos realmente "el polvo de las estrellas", en un universo interconectado. Todo son procesos que obedecen a la suma de dos grandes hechos evidentes que son:

INFORMACIÓN $\Longrightarrow$ ENERGÍA

Todo es la suma de información y energía.

El "procesamiento de la información":

La atención focalizada, sostenida y alternante, son aspectos regulativos básicos del procesamiento de la información de un individuo; que van de lo sutil a lo evidente.

El funcionamiento de la energía:

La energía en la física cuántica aplicada al organismo, es la fuerza que resulta de los elementos que ejercen un juicio mental o "etiquetas".

¿Para qué nos sirve tener deseos?

Para desarrollar más la conciencia a través de dar reconocimiento consciente a cada acto que hacemos como hablar, respirar, movernos, etc.

La conciencia ya es, y nosotros parte de ella. La experimentamos a cada momento, es decir, ser más y más conscientes de la Divinidad actuando en nosotros mismos.

Esto es lo que la creación nos heredó y esto es poseer el poder de la **Transformación** sin importar lo que viene porque no existe castigo Divino, sino el aprendizaje.

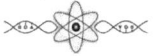

Cuánticamente nuestro diseño ya es perfecto en sí mismo y más adelante todos iremos aprendiendo por nuestras etapas de desarrollo de nuestro **SER INTERIOR**.

El castigo es automático por no saber la verdad de la vida en tu conciencia y de lo que estás hecho.

La mente en su afán de desarrollo de la consciencia está para mostrarnos **COMO SER DICHOSOS Y FELICES**.

Las así llamadas "pruebas" de la vida son esfuerzos de la naturaleza para ayudarnos a ser mejores, más fuertes y así llegar a ser más evolucionados dentro del **"PLAN DE LA INTELIGENCIA PERFECTA"**.

"Recuerda que no hay poder fuera de La Divinidad"

Solo hay Gozo, Dicha y Alegría transformados en una *"Diaria Sonrisa"* que es la autoexpresión de Dios en la tierra.

¿Para qué venimos al mundo?

PARA ENCONTRAR NUESTRO PROPÓSITO.

El eterno desconocimiento de lo que eres te tiene bloqueada la conciencia y eso es lo te hace perder la brújula del camino de regreso a tu esencia; por ello debemos aprender:

Cómo adquirir la información correcta para saber:

- ¿Cómo Resolver tu salud de manera inteligente?

- ¿Cómo Resolver inteligentemente tu libertad financiera?

- ¿Cómo Entrenar tu mente para vivir mejor?

- ¿Cómo Ir dando el paso a paso para sentirte en paz?

- ¿Cómo Bajar el nivel de estrés?

- ¿Cómo Reprogramar tu cerebro?

- ¿Cómo Aprender a gestionar tus emociones?

- ¿Cómo Conseguir tus objetivos de manera fácil?

Uno de los secretos que he descubierto en mis últimos 30 años

de búsqueda e investigación es que solo estamos aquí para respetar. Así como saber vivir y dejar vivir.

Desarrollando: belleza, placer, alegría, entusiasmo, bondad y plenitud con nosotros mismos y con los demás.

¿Por qué hacemos lo que hacemos, y lo hacemos de cierta manera?

Porque internamente tenemos las herramientas de poder de la transformación por vías internas y externas:

Las vías internas:

IDEA $\Longrightarrow$ INFORMACIÓN $\Longrightarrow$

JUICIO $\Longrightarrow$ RACIOCINIO

De esta forma es como fácilmente, se comunican nuestros sentidos con nuestra mente, y así podemos diferenciar, cada momento, en nuestra vida.

Diferentes vías de neuro-comunicación:

- Cerebro -> Información -> Impresión (imagen, sonido, sabor, olor, sensaciones) -> Grabación.

- Memoria -> Más Carga Emocional.

- Recuerdo -> Menos Carga Emocional.

- Vivencia -> Tipo de Emoción ligada a imágenes y sentimientos que han dejado una impresión en la mente y que solo espera un estímulo para que aparezca y se recorra la cinta de la película mental.

- Experiencia -> Sensaciones en donde el afecto, la conducta y el comportamiento hacen que tengamos una forma de ser propia de cada persona.

Es por eso que podemos cambiar nuestro destino si podemos modificar la información de energía de nuestro pensamiento, recuerdo y emoción.

Recuerda que: "Donde está tu enfoque está tu resultado".

¿Cómo empiezo a Limpiar Memorias y a facilitar mis deseos?

Conociendo los motivos o circunstancias que bloquean mi mente para obtener resultados:

Ser conscientes del Tiempo: ¿cuándo?

Recuerdas, ¿cuándo fue la primera vez que algo que deseabas con mucha intensidad, no se logró?, **¿qué sentiste?**

Saber el inicio del Lugar: ¿dónde?

Piensa el lugar en donde tu deseabas dar una respuesta y no lo hiciste por miedo al ridículo, en ¿dónde fue?, ¿te sudaban las manos, tenías la boca seca, te temblaban las piernas, te quedaste sin voz?

Reconocer a la Persona que creó es la causa de mi bloqueo: ¿quién?

Acuérdate de alguien que te dejo bloqueado en el pasado, por ejemplo, un profesor, un amigo, un familiar o en un puesto de trabajo.

Las circunstancias que me causan el bloqueo: ¿Cómo?

El primer momento en tu interior pudo haber sido, un grito, un regaño, un llegar tarde a una cita.

¿Cómo reaccionaste?, ¿qué sentiste?

"Ha llegado el momento de comprender que cualquier interpretación del universo ... no solo debe considerar la parte exterior sino también la interior de todas las cosas, es decir, el espíritu en la misma medida que la materia.

La Física verdadera es la que un día conseguirá integrar al ser humano en su totalidad en una representación coherente del universo".

Pierre Teilhard de Chardin

Debemos aprender el arte de hacer un buen diseño cuántico

Construye: un deseo que sea real para ti mismo, dentro de lo correcto.

"Si un deseo es bueno para ti y para los demás sin dañar a terceros es un deseo correcto que proviene de la mente correcta y el universo sin falta te lo dará".

Dr. Joel Rugerio Cano

Pasos para obtener tus deseos.

Imagina: crear con la mente la imagen de deseo.

Diséñalo: organiza tu interior los detalles que tengan valor en tiempo real y que sin importar el esfuerzo lo vas a conseguir porque tú eres un ser *"Imparable"*.

Visualízalo: ve la imagen de tu deseo y tú dentro de ella sintiendo y confiando en el resultado.

Siéntelo: activa tu deseo, ámalo y haz los ajustes para el bien de todo y de todos.

La diferencia entre Sentir y Sentimiento es la emoción o energía con la que se impulsa el deseo desde el interior al mundo visible y esto está ligado a la ley de la atracción llamada vibración.

MECÁNICA DEL DESEO Y EL LIDERAZGO CUÁNTICO

Circuitos de Memoria
en el Liderazgo

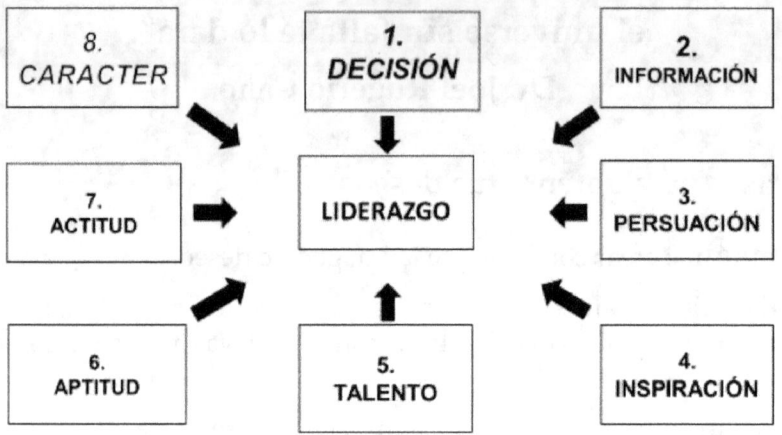

Lo que todo buen líder que desea trascender debe saber: usar el deseo correcto, para un fin correcto y aplicarlo, de acuerdo a las capacidades del grupo al que está liderando.

¿Cómo realizar nuestros deseos sin falta?

Haciendo un cambio en la energía. Esto hará que se produzca el resultado, es decir debemos sumar:

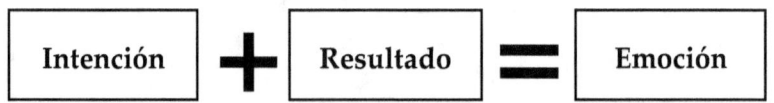

Forma una imagen mental, como si se tratase de una fotografía del estado deseado, de la persona que quieres ser.

Concentra tu atención en el sentimiento de que ya eres esa persona y de que eres el objeto de tu deseo.

Primero, visualiza, es decir pon tus ojos en tu realidad subjetiva de la imagen lo más conscientemente que puedas en tu conciencia.

Llega a sentirte a ti mismo en estar en ese estado, como si ya estuviera realizado tu deseo, sintiéndolo en tu mundo.

Y finalmente mantenerte enfocado a través de tu imaginación, así aquello que antes era solo una imagen mental, ahora es transformada en una sólida realidad.

La mente está íntimamente ligada a la conciencia, de ahí su importancia.

Los procesos de la mente están codificados desde el interior hacia el exterior y desde el exterior al interior diseñando siempre sus estados creativos.

Espejos de la mente:

Adentro ⟹ Afuera

Afuera ⟸ Adentro

La mente trabaja funcionando como un reflejo de sí misma.

Por eso todos somos espejos unos de los otros y nuestras experiencias reflejan la imagen del deseo de la mente en el corazón.

Debemos recordar que en la física hay espejos de diferentes formas tales como: los que son planos y curvos, cóncavos y convexos. La aplicación práctica en la vida nos da como resultado, los diferentes puntos de vista de una misma cosa, como dice el refrán:

"Nada es verdad, ni nada es mentira, todo depende del color del cristal con que se mira".

El diseño de los espejos de nuestra mente es apreciar la _acción, el sentir y la forma_ de cada momento y situación para corresponder al _"PLAN DIVINO"_ en nuestra vida.

Aún recuerdo mi llegada a Cataluña, sin ser conocido, solo con ilusiones de aportar salud, bienestar a las personas, sin conocer la lengua catalana.

Me preguntaba: ¿por qué estoy aquí?

Encontraba respuestas a mis inquietudes, en cada lugar y en cada situación siempre había una señal.

Un día soleado y fresco de un mes de diciembre cuando paseaba por un bello lugar de Barcelona, una duda inquietó mi mente pensado si era correcto vivir en este país o debía regresar a México mi tierra natal.

Fue cuando sentí que: haber llegado hasta aquí con el deseo de hacer algo y retirarme sin haberlo conseguido no sería haber cumplido con mi propósito.

Fue entonces cuando pedí una señal.

Días después ya empezaron las primeras llamadas para pedir consulta con mi sistema de trabajo de medicina cuántica, homeopatía y acupuntura.

Aún recuerdo como si fuera ayer a un joven llamado Acisclo, (esto hace más de catorce años) el chico vio mejoría y me recomendó a más personas y afortunadamente mi deseo se empezó a cumplir.

¿LA MENTE SE PUEDE ENFERMAR?

La mente es el estado sutil del campo cuántico, su conexión es el **"EGO EQUIVOCADO"**.

Las principales alteraciones de la mente están íntimamente ligadas a las percepciones y a las ilusiones.

Una lección para aprender:

Había una vez una muchacha, cuyo padre era lechero, con un cántaro de leche en la cabeza.

Caminaba ligera y dando grandes zancadas para llegar lo antes posible a la ciudad, a dónde iba para vender la leche que llevaba.

Por el camino empezó a pensar lo que haría con el dinero que le darían a cambio de la leche.

- Compraré un centenar de huevos. O no, mejor tres pollos. ¡Sí, compraré tres pollos!

La muchacha seguía adelante poniendo cuidado de no tropezar mientras su imaginación iba cada vez más y más lejos.

- Criaré los pollos y tendré cada vez más, y aunque aparezca por ahí el zorro y mate algunos, seguro que tengo suficientes para poder comprar un cerdo. Cebaré al cerdo y cuando esté hermoso lo revenderé a buen precio. Entonces comprare una vaca, y a su ternero también….

Pero de repente, la muchacha tropezó, el cántaro se rompió y con él se fueron la ternera, la vaca, el cerdo y los pollos.

¿Cuántas veces estamos haciendo planes y nos vemos en el futuro de forma ambiciosa?

Y de repente, todos nuestros planes se destruyen antes de haberlos comenzado.

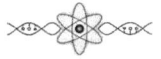

¿Por qué la mente se enferma?

Por alteraciones de ideas, de juicio, de raciocinio, esto hace que los sentimientos no correspondan al llamado del interior.

Alteraciones de percepción: es donde nuestra falsa imagen unida a un proyecto de vida impreciso, hacen que por mucho que hagamos planes nunca lleguemos a lograr nuestros objetivos.

Recuerdo en las formaciones que doy cuando les pido que hagan:

"LA PIZARRA DE SUS SUEÑOS Y DESEOS".

Me llevo muchas sorpresas cuando veo la ilusión con la que vuela la imaginación en cada recorte que hacen para pegar en la pizarra personal y de los planes de sueños, metas y ambiciones para tener un estilo de vida diferente, superior al que actualmente tienen.

La mayoría de sus deseos están íntimamente ligados a efectos externos como casa nueva, coche nuevo, nueva relación, quizá una figura esbelta, pero:

¿Por qué si son nobles los deseos, no se cumplen?

¿Y los "RESULTADOS"?

Más del 95% de los deseos escritos en los tableros de sueños nunca llegan a realizarse, *¿por qué?*

Por incoherencia con el deseo o con la planeación adecuada para llegar a la meta deseada.

Por desconocimiento del esfuerzo y valor que representa dedicarse con responsabilidad a la labor inquebrantable que se requiere para obtener el resultado.

Por haber sido engañados a comprar un resultado sin haberlo comprobado previamente por un experto.

Esta es la historia de siempre, muchos sueños destrozados solo por no tener conciencia de:

¿para qué deseo cumplir mis sueños?, o bien:

¿cómo va a cambiar mi vida cuando sea rico?

El subconsciente con su base de datos previamente programada se protege a sí mismo no dándonos lo que deseamos.

La regla de oro en todo proyecto y planificación se llama **"TIEM-PO"**.

¿En cuánto tiempo lograrás tu sueño más preciado?

¿Cómo te ves en los próximos 3 años?

¿Cuánto tiempo de tu vida vas a dedicar para lograr tu objetivo?

¿Cómo va a cambiar tu vida cuando hayas logrado tu deseo?

ESTAS SOLO SON UNAS CUANTAS IDEAS QUE PUEDEN AFINAR TU MENTE EN EL LOGRO DE OBJETIVOS.

MIS CÓDIGOS DE LA RELACIÓN NEURO BIOLÓGICA DEL DESEO

Neuro-Biología de los Deseos

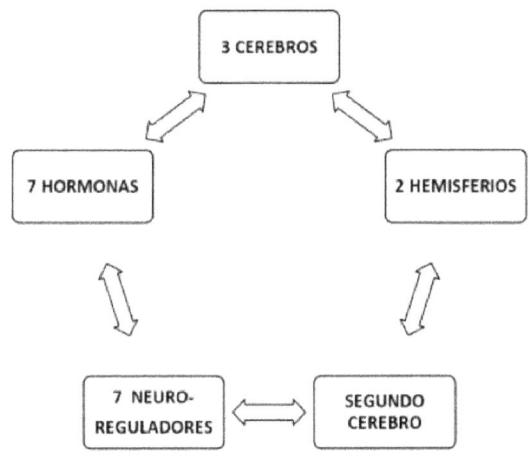

EL TOQUE CUÁNTICO DE TUS DESEOS.

El deseo tiene una estrella que sirve de guía en todos mis proyectos.

¿Cómo descubrir esta estrella que alumbra nuestros deseos?

Estos son los pasos precisos que hacen que tu deseo dé vida a todo lo que tu mente pueda concebir.

DESEO: debe ser un anhelo verdadero.

O, ¿dé que vas a vivir el resto de tu vida?

DIRECCIÓN: Saber dirigir todo esfuerzo alineado con la emoción correcta, el esfuerzo correcto y saber exactamente, si lo que estoy haciendo me acerca o me aleja de mi deseo.

DEDICACIÓN: ¿cuánto vale mi deseo? En tiempo, en esfuerzo, en sacrificar cosas para obtener lo que quiero.

"Nada es gratis, todo tiene una recompensa en función de tu dedicación".

DISCIPLINA: es hacer las cosas con un tiempo preciso, todos los días a la misma hora y no dejar el esfuerzo hasta que se convierta en un hábito que dé resultado.

DIARIA: nada importan las fechas si en verdad deseas algo, mantén la disciplina.

Estos pasos inevitablemente te llevarán a la conquista de todos tus objetivos.

Como decía mi Maestro:

"Yo estoy todos los días a la misma hora esperándote, si no vienes no será ni mi problema, ni mi responsabilidad, sino serás tú el responsable de esta ausencia".

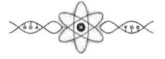

Mi experiencia me muestra que esta realidad es la fortaleza de mis días, ya que desde muy joven medito, solo me faltaba el toque cuántico de estos 5 puntos.

Meditaba, pero me faltaba la dirección de la disciplina. Cierto día buscaba:

¿Cómo podemos ayudar a tener una mente más saludable?

Apoyándonos con nutrientes físicos y energéticos.

Los nutrientes físicos son:

Alimentos ricos en grasas con radicales libres y ácidos grasos omega 3.

De fácil digestión.

Ricos en fibra.

Combinaciones adecuadas de frutas y verduras.

Proteínas de tipo vegetal y animal.

Los nutrientes energéticos son:

Los principales alimentos para el alma, es decir, pensar sentir y actuar correctamente, evitando hacer daño a terceros, sin desear el mal a nada ni a nadie.

-Ejercicio saludable:

Caminar mínimo 30 minutos al día.

Hacer carrera, trotar o moverse.

Bailar una vez a la semana como mínimo además de hacer ejercicio.

Natación es lo más completo que hay y si se puede a diario o 3 veces por semana.

Mi experiencia es ir al Gimnasio practicar un día aeróbicos y terminar con piscina y otros días anaeróbicos, estiramientos y piscina mínimo 3 días en semana y los demás días a caminar 45 minutos.

-Relaciones sanas.

Valorar los momentos de ver mi espejo en los demás y saber cultivar a personas sanas y negocios sanos.

Empezando por mí y respetarme a través de reconocer a los demás, alejándome de los ambientes o personas en donde mi alma no vibra en paz.

-Ambiente sano.

Cuidar la ventilación de casa, las lecturas y los elementos que hay en casa, existen TÉCNICAS DE FENG SHUI que ayudan mucho a tener orden y armonía en el ambiente.

-Comida con sanos nutrientes.

La comida es para disfrutar no para dañar, evito los conservantes alimenticios y los colorantes.

Yo aprecio los complementos nutricionales como parte esencial de mi alimentación.

Así también practico la limpieza intestinal y el drenaje hepático dos veces al año.

MIS CONSEJOS Y EXPERIENCIAS, PARA HACER QUE LAS DIETAS FUNCIONEN:

1. DISCIPLINA.
2. HORARIOS ADECUADOS PARA DIGERIR MEJOR.
3. ORDEN EN LOS HÁBITOS.
4. DESCANSO SUFICIENTE.
5. MASTICAR MÁS Y COMER MENOS.
6. EVITAR LAS DIETAS O MODAS.
7. CREAR UN ESTILO DE VIDA SANO EN HÁBITOS DE ALIMENTACIÓN.
8. CREAR UN ESTILO DE VIDA CON EJERCICIO DE MODERADO A INTENSO SEGÚN LAS NECESIDADES DE CADA PERSONA.

9. **MOMENTOS DE RELAJACION DIARIA.**
10. **DISFRUTAR DEL PLACER DE COMER CON RESPONSA-BILIDAD.**

-Paseos sanos y divertidos:

Ir de paseo a la montaña.

Ir a zonas arqueológicas en Latinoamérica.

Ir a zonas místicas en Europa.

A mí me encanta perderme en Barcelona, por ejemplo, en el barrio Gótico, visitar todo lo que es arquitectura viva de Gaudí del que soy "fan".

Amo Catalunya por su mar y montaña, por los paisajes y sobre todo por su gente.

-Descanso suficiente y adecuado a nuestras necesidades.

Mis necesidades de dormir son pocas horas ya que leo, medito, hago oración y practico el estar en paz conmigo mismo antes de empezar mi día.

-Introspección o toma de conciencia.

Ver dentro de ti mismo, qué te hace falta.

Analiza qué te hace falta.

Valora por qué no tienes los resultados que deseas.

Atrévete a romper la rutina que te envejece y te tiene preso dentro de un papel que no eres tú.

Mi práctica diaria tratar de saber escucharme y así valorar la calidad de mi trabajo interior y de cómo lo estoy aplicando con los demás, prestar atención a lo que digo, siento y escucho.

¿De qué se puede enfermar la mente?

Alteraciones de la memoria: desconocer el código de información y alterarse en sus recuerdos y sentimientos.

Alteraciones del juicio: vivir de las apariencias en lugar de estar en el trono de la seguridad que te da la Divinidad en tu interior.

Y de la percepción: sentirse el "ombligo del mundo" y cuando no te sales con la tuya te conviertes en víctima de los demás, del tiempo o de las circunstancias.

¿Cómo sanar a la mente?

A través de cultivar y sanar las relaciones con nosotros mismos, con los demás y con nuestro pasado.

Debemos reconocer la causa buena para nosotros mismos, sabiendo que somos libres por derecho Divino para diseñar nuestra vida y crearnos un futuro mejor.

Prevenir nuestra salud mental con dieta equilibrada, de acuerdo con cada necesidad que dé soporte a la actividad tanto del cuerpo y como de la mente.

Cultivar relaciones sanas, atraer gente sana a nuestra vida, evitar gente tóxica, simplemente dándonos nuestro espacio y disfrutando de las vivencias diarias.

¿Cómo prevenir los trastornos mentales?

-Meditación:

Cada día un mínimo de una sesión de 20-30 minutos con preferencia antes de comenzar la actividad.

Puedes utilizar un "Mantra" o palabra que te refuerce la mente y te dé enfoque.

Puedes apoyarte con técnicas de Mindfullness (atención plena con conciencia plena).

Mi experiencia personal:

Aprendí a Meditar: en el año de 1976 con la técnica de MT (Meditación trascendental del Maharishi Mahesh Yogi). Una gran práctica de 20 minutos mañana y tarde que equivale a 8 horas de sueño.

En 1980 aprendí las bases y raíces de la física cuántica con Bhaktivedanta Swami Prabhupada y la meditación con un "Mantra".

Aprendí el Método Silva de control mental por SILVA MIND CONTROL INTERNATIONAL. Curso básico y superior en el año de 1981 en Puebla con José Silva y su grupo de colaboradores.

Las técnicas valiosas de este método me sirvieron para hacer un programa de auto estudio y diseñar "Técnicas de Super-Aprendizaje" para mis alumnos de las clases que daba en los institutos de enfermería.

Una de mis mejores prácticas es la meditación diaria con técnicas de **SYDA YOGA**, la utilizo para mantener mi mente en armonía y cuando acudo a la India a dar servicio en un retiro de silencio y prácticas de introspección. Es muy valioso mantener la atención en el MANTRA.

Lo que me sirve de gran apoyo e inspiración es la guía de Swami Chidvilasananda GURUMAYI, con sus invaluables enseñanzas para mi práctica diaria.

"El poder y la eficacia de tus palabras aumenta en proporción directa con el silencio que observas"
Gurumayi

Finalmente llegué a hacer proceso de introspección con ejercicios del Dr. Joe Dispenza y las enseñanzas de:

"Deja de ser tú", me di cuenta del personaje que meditaba y no de la meditación en sí.

Decidí trabajar en mí mismo al igual que lo hace una panadería, desde las 4 de la mañana.

¡Que descanso y que bendición descubrí!, ya que al despertar mi mente está en una frecuencia de nivel interno.

Porque la ausencia del ruido de la ciudad y la oscuridad han sido muy inductivas para mi proceso e inspiración.

Así que inicié con un plan de 90 días y desde hace 3 años hasta la fecha no he dejado de meditar ni un solo día en ninguna circunstancia de mi vida.

De ahora en adelante meditar desde el amor con la gratitud en mi alma es lo que yo llamo:

"MEDITAR ES EL AMANECER DE MI DULCE DESPERTAR"

"RECONEXIÓN CUÁNTICA".

ESTA ES LA CLAVE RESUMIDA DE TODOS LOS PROCESOS CUÁNTICOS QUE SE DAN A NIVEL FÍSICO, MENTAL Y ESPIRITUAL.

Dr. Joel Rugerio Cano

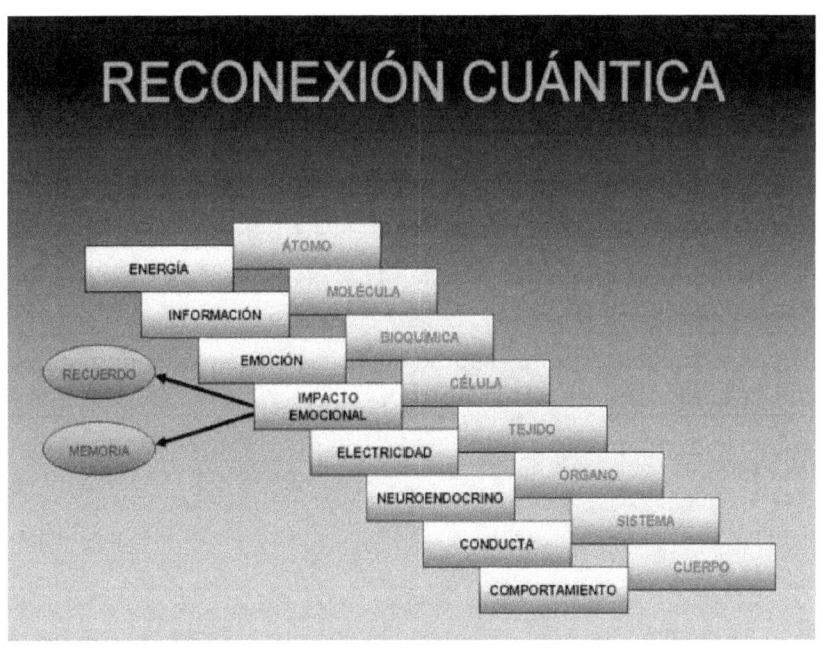

Toda esta escalera de interconexión está ligada con los genes personales, ambientales y espirituales que nos mantienen unidos de forma invisible.

Trabajar el perdón.

Reflexionar lo que decimos, pensamos y hacemos.

Esta vida es transparente como un cristal que todo se ve.

Esta vida es frágil como la más exquisita porcelana y si se rompe, aunque se vuelva a pegar ya no es igual.

Valora en todo lo sucedido la *RESPONSABILIDAD* que es la base del perdón a nosotros mismos y a los demás.

Hablar mucho y hacer poco es base del auto engaño, clave para comenzar a *trabajar el perdón de obra o de omisión*.

Mi experiencia es tener una grabadora mental para escucharme y reconocer la verdad dentro de mí y saber si algo no está limpio en mis sentimientos o en mis experiencias y empezar por ser honesto y perdonar a la persona o a mí mismo según sea el caso.

-Trabajar todo desde la gratitud.

No hay mayor dicha para ti que has llegado hasta aquí en este libro que sentirte agradecido por tener este manual de luz, amor, devoción y experiencias de mi vida para procesos cuánticos de renovación y profunda trasformación.

"Gratitud es el momento en que las gracias ya están cumplidas en el cielo y en la tierra".

Aceptar nuestra propia responsabilidad con nosotros mismos, con la vida y con nuestro entorno.

TODO PROCEDE DEL INTERIOR

"Que cada semilla de su fruto conforme a su especie"
Génesis

La mente es el más grande de los regalos que Dios nos da.

Se ha dicho: "en este mundo, o en cualquier otro modelo de creación, todo se logra por medio de la mente".

El deseo hace su diseño creativo de la misma forma que lo hace la mente, es decir desde adentro hacia afuera, tomando como herramienta a la emoción.

Proceso Cuántico del deseo:

DESEO: es la chispa mental que hace que se despierte un motivo, una necesidad, una ilusión, hasta la más mínima ocurrencia en nuestra vida surge de un deseo.

SABER: son los detalles técnicos del deseo, es en donde se procesa la planificación del motivo deseado, es la parte masculina de la mente.

SENTIR: es la parte femenina de la mente en donde se ha cumplido con el trabajo mental interior y la conclusión ha dejado en la mente una alegría de la finalización del proceso.

Cuánticamente toda realización mental es un matrimonio energético entre la parte masculina (El Saber) y la parte femenina (El Sentir) que han surgido de un deseo.

Todo ha tenido un sentido en la vida y es por eso por lo que todo tiene una razón de ser y por lo que todas las cosas suceden para nuestro bien.

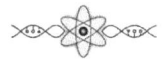

"Recordemos que todas las cosas son bendiciones disfrazadas para nuestro progreso".

"El conocimiento es poder y este poder debe ser TRANSFORMACIÓN a través del amor expresado desde la Gratitud"

Dr. Joel Rugerio Cano

TRANS-FORMA-ACCIÓN

para tomar acciones adecuadas en los cambios de nuestra forma de pensar, valorar nuestros sentimientos y lograr el cambio correcto.

Recuerda que:

Hasta que cambie la frecuencia de la emoción y sentimiento logrando el éxito cuando haya una justa alineación entre deseo, intención, sentido y sentimiento, se puede obtener la creación correcta del "milagro deseado".

Debemos recordar que, solo sucede para ti el ideal perfecto de tu mente, con toda la fuerza e intención de la que eres capaz, es decir:

"DIOS PENSÓ Y LA FORMA APARECIÓ".
DIOS ES EL MÁS NOBLE DE TODOS LOS DESEOS;

ESCÚCHALO Y HAZLE CASO.
Dr. Joel Rugerio Cano

Para ti que has leído esta obra:

Toma consciencia de tu "YO" desconocido.

Conociendo al YO que hace las cosas,

sin saber:

¿Por qué las hace?

Y que, teniendo resultados, no sabe:

¿Cómo los obtuvo?

Así que vamos a cambiar:

Del YO desconocido

que actúa sin saber

al YO consciente que lo logra todo

por saber cómo funciona

"La mente integrada".

Es decir, tener un futuro definido.

Porque eres consciente de la consciencia

que has logrado, solo por haberte conectado con:

La Gratitud, La Confianza y La Certeza.

Dr. Joel Rugerio Cano

TODO ES tuyo. No salgas a buscar aquello que eres. Aprópialo, clámalo, asúmelo.

Todo depende de tu concepto de ti mismo. Aquello que no clamas como verdadero de ti mismo no puede realizarse por ti.

La promesa es,

A todo el que tiene, más se le dará, y tendrá en abundancia; pero al que no tiene, aun lo que tiene se le quitará.

Mateo 25:29; Lucas 8:18.

MI MEJOR HISTORIA:

Un verano vino de México mi hijo Joel a Barcelona, me pidió traer a mi consulta a uno de sus amigos que había conocido aquí en un curso de PNL que dio nuestro maestro Gabriel Guerrero.

Ese día fue a mi consulta un chico especial, aquejado por sus dolencias y con deseo de controlar unos gramos de peso para lograr mejorar su marca personal en la natación.

Hice mi terapia y valoré su estado físico, con buenos resultados en su sesión de Biorresonancia Cuántica y nos dimos un fuerte abrazo de despedida.

A los pocos días mi hijo, me comentó que asistiría al primer seminario de aquel chico y que era necesario apoyarle ya que esta era su primera experiencia.

Al regresar de aquel seminario, mi hijo llego transformado de alegría, por haber obtenido logros impactantes.

Tuvo que superar pruebas como partir una flecha con su garganta, apoyada con una pared, también salió impresionado por haber caminado pisando cristales.

Supo que su vida a partir de ahí tenía que ser diferente gracias a ese primer evento que hizo su amigo Laín.

¿Qué hubiera pasado en mi vida si mi hijo no hubiera conocido a este chico?

¡Que como todos os imagináis se trata de Laín!

¿Y quién me hubiera dicho a mí, que unos años más tarde, sucediera lo impensable?

Estoy en estos momentos de mi vida con Laín.

Autor del Bestseller **"LA VOZ DE TU ALMA"** y gracias a su mentoría y su apoyo incondicional, estoy muy emocionado por-

que ha llegado a tus manos este libro que es mi primer Bestseller.

Desde entonces mi familia y yo asistimos a los eventos **"VUÉLVETE IMPARABLE"**, donde llevamos a muchísima gente de la organización de la empresa de nutrición en donde mi esposa es presidente.

Ahora es el momento de mi reflexión final.

Prefiero quedarme con la idea de que muchas veces en nuestra vida sin darnos cuenta estamos cerca de gente muy valiosa.

Laín ha sido, es y será un referente en mi vida y en la de mi familia, porque desde que le conozco sé de sus valores y calidad humana.

Mi hijo se siente privilegiado por ser uno de los primeros alumnos que depositaron la confianza en Laín y sus proyectos.

Gracias a la vida por haber conocido a personas integras que son las que dan apoyo y fortaleza a mi vida.

Un fuerte Abrazo Laín.

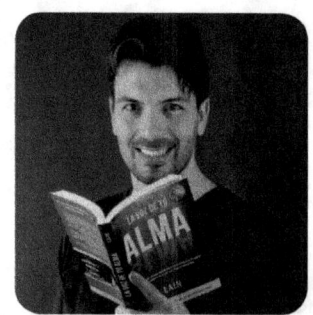

www.ingramcontent.com/pod-product-compliance
Lightning Source LLC
Chambersburg PA
CBHW071257220526
45468CB00001B/173